Guía Completa para Pacientes Renales

Cuide su Riñón

Información Integral Sobre la Prevención y Tratamiento de las Enfermedades Renales

Dr. Guillermo Garcia-Garcia
FACP, FASN
Jefe del Servicio de Nefrología
Hospital Civil de Guadalajara "Fray Antonio Alcalde"
Guadalajara, Mexico

Dr. Sanjay Pandya
M.D. D.N.B.(Nefrología)
Nephrologo
Samarpan Hospital
Rajkot, India

Dr. Jonathan Chavez-Iñiguez
Nefrólogo
Hospital Civil de Guadalajara "Fray Antonio Alcalde"
Guadalajara, Mexico

Cuide su Riñón.

Publisher
Samarpan Kidney Foundation,
Samarpan Hospital, Near Lodhavad Police Station,
Bhutkhana Chowk, Rajkot 360002(Gujarat, India)

© Samarpan Kidney Foundation

Primera Edición: 2014

ISBN: 979-8695958911

Autores:

Dr. Guillermo García García FACP, FASN
Presidente, Federación Internacional de Fundaciones Renales (IFKF)
Coordinador, Comité de Salud Renal en Poblaciones en Desventaja (ISN)
Coordinador, Programa de Postgrado en Nefrología,
Centro Universitario de Ciencias de la Salud, Universidad de Guadalajara
Jefe del Servicio de Nefrología,
Hospital Civil de Guadalajara "Fray Antonio Alcalde"
Guadalajara, Jal. 44280 Mexico
Website: www.cucs.udg.mx/sistemaespecialidades/nefro.htm, http://www.hcg.udg.mx/

Dr Sanjay Pandya M.D.(Medicina) D.N.B.(Nephrología)
Samarpan Hospital, Rajkot 360002 (Gujarat, India)

Dr. Jonathan Chávez Iñiguez
Médico Adscrito
Servicio de Nefrología
Hospital Civil "Fray Antonio Alcalde", Guadalajara, Jal. 44280 Mexico

**Este libro está dedicado a
todos los pacientes renales**

Contenido

Otras enfermedades renales importantes

La Dieta en la Enfermedad Renal Crónica

Prólogo

Aproximadamente el 10% de la población mundial presenta algún grado de enfermedad renal; desafortunadamente pasa desapercibida debido a que sus síntomas se presentan en forma muy tardía. Sus principales factores de riesgo para desarrollarla, como la hipertensión arterial, la diabetes, la obesidad, la historia familiar de enfermedad renal y la edad mayor de 60 años, son muy prevalentes a nivel global.

Debido a su alto costo, las terapias de reemplazo de la falla renal, como la diálisis y el trasplante renal, son inaccesibles para la mayoría de la población, especialmente en países en vías desarrollo. De ahí la importancia de detectar la enfermedad renal en forma oportuna y establecer medidas terapéuticas para retardar su progresión.

La enfermedad renal puede prevenirse si se detecta a tiempo. Un examen de creatinina en sangre, así como una examen para detectar proteína en la orina son suficientes para detectar su presencia. La aplicación de medidas tales como el buen control de la presión arterial, de la glucosa sanguínea, el mantener un peso ideal, así como el uso de medicamentos protectores de la función renal, pueden retardar el deterioro de la función renal y evitar o retardar así la necesidad de diálisis y el trasplante.

Para lograr lo anterior es necesario concientizar y educar a la población en general, incluyendo a los profesionales de la salud, sobre la medidas necesarias para detectar y tratar oportunamente la enfermedad renal. La iniciativa de la Fundación Renal Samarpan de publicar en distintos idiomas este texto, constituye un esfuerzo digno de elogio.

Nos congratulamos de participar en esta iniciativa y esperamos que la información aquí contenida contribuya al bienestar del enfermo renal.

Dr. Guillermo García García
FACP, FASN
Hospital Civil de Guadalajara "Fray Antonio Alcalde"
Guadalajara, jal., México

Prefacio
Prevengamos las Enfermedades Renales . . .

La versión en español del libro "Cuide su Riñón" es un esfuerzo con la intención de proveer un conocimiento básico y guías para prevenir la enfermedad renal.

En las últimas décadas se ha presentado un incremento dramático en la incidencia de las enfermedades renales. Desafortunadamente, la enfermedad renal crónica es frecuente e incurable. La mejor manera de enfrentarla es a través del conocer sus causas, síntomas y la formas de prevenirla. Este libro es un humilde intento de proporcionar esta información ala población en general.

El diagnóstico temprano y oportuno de la enfermedad renal ofrece beneficios a largo plazo y a bajo costo. Debido a la falta de información y lo silente de la enfermedad, muy pocas personas reconocen su presencia, resultando en un peligroso retardo en su diagnóstico. El tratamiento de la falla renal terminal mediante diálisis o trasplante renal es costoso y complicado. De ahí la importancia de un diagnóstico y tratamiento oportunos como un medida de contrarrestar su alarmante incremento.

El diagnóstico de enfermedad renal ocasiona preocupación tanto en el paciente como en su familia. Ambos desean conocer todo acerca de este padecimiento. Sin embargo, resulta imposible para el médico tratante el proporcionar en detalle toda la información relevante. Esperamos que este libro sea un complemento de la comunicación entre el paciente y su médico.

De cualquier manera, siempre es útil el tener a la mano información a la cual se pueda acceder en cualquier momento y cuantas veces sea necesario. Este libro proporciona información sobre el los síntomas, diagnostico y tratamiento de distintas enfermedades renales, en un lenguaje sencillo y simple de comprender. Incluye información detallada sobre las recomendaciones y precauciones que se deben de tener con la dieta en presencia de estas enfermedades. Sin embargo, debemos de señalar con toda claridad que el contenido del libro no pretende el ser un consejo médico. Cualquier modificación en la dieta y tratamiento de la enfermedad renal debe de hacerse bajo vigilancia médica.

Este libro será de utilidad no solo a pacientes con enfermedad renal y sus familiares, sino también a aquellos en riesgo de padecerla. Así mismo, creemos que será de utilidad para aquellas personas interesadas en el tema, como estudiantes de medicina, médicos y otros profesionales de la salud.

Mi sincero agradecimiento al Dr. Guillermo García-Garcia y a su grupo de colaboradores del Servicio de Nefrología del Hospital Civil de Guadalajara "Fray Antonio Alcalde", por su esfuerzo y trabajo humanitario en la preparación de esta guía en idioma español.

Esperemos que nuestros lectores encuentren este libro de utilidad. Cualquier sugerencia para mejorar la calidad del mismo será siempre bienvenida.

Les deseo salud y bienestar,

Dr Sanjay Pandya
M.D.(Medicina) D.N.B.(nefrólogo)
Rajkot (India)

Agradecimientos

"Cuide su Riñón" es el resultado de un trabajo en grupo. Este libro no sería posible sin la colaboración de los residentes del postgrado de nefrología del Hospital Civil de Guadalajara "Fray Antonio Alcalde". Agradecemos profundamente la colaboración de:

Raúl Reyna Raygoza

Sergio Medina Meza

Denise Ramos Ibarra

Jonathan Chávez Iñiguez

Luz Ma. Alcantar Vallin,

Daniel Murillo Brambila

Paulina Albarrán López

Fernando Núñez Gómez

Carlos Rosales Galindo

Ramón Medina González

Ricardo Camarena-Rivera

Xóchitl Guerrero Duran

Enrique Ureña Contreras

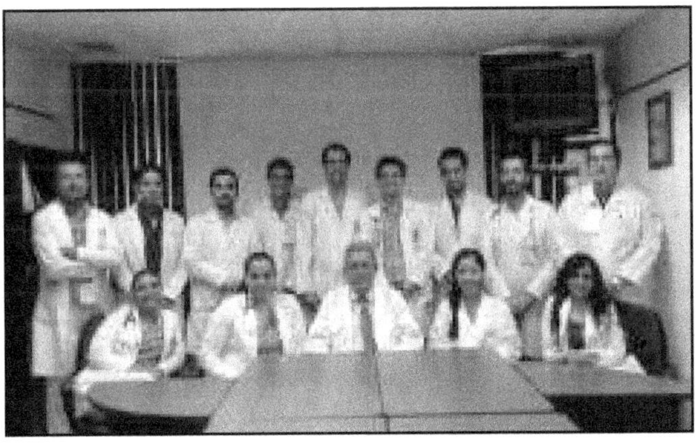

Acerca de los autores

Dr. Guillermo García García FACP, FASN

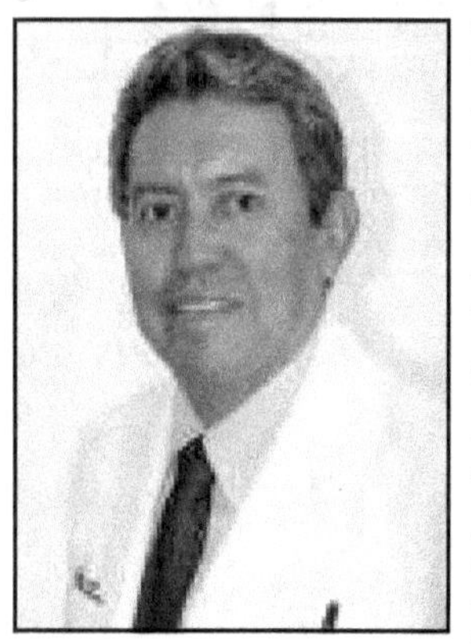

El Dr. García García es Jefe del Servicio de Nefrología del Hospital Civil de Guadalajara "Fray Antonio Alcalde" y Coordinador del Postgrado en Nefrología de la Universidad de Guadalajara, México. Es egresado de la Facultad de Medicina de la misma universidad y cursó sus estudios de postgrado en Medicina Interna en el Cabrini Medical Center de la ciudad de Nueva York, N.Y. y de Nefrología en la Universidad de Cincinnati, OH.

Ha sido pionero en los programas de prevención de la insuficiencia renal en México. Es fundador de la Clínica de Prevención de la Enfermedad Renal Crónica (ERC) del Hospital Civil de Guadalajara, así como del programa de Detección Oportuna y Prevención de la ERC en la Comunidad, de las Unidades Móviles de Salud de la Fundación Hospitales Civiles de Guadalajara. Ha coordinado programas educativos a distancia sobre la prevencion de la ERC dirigidos a profesionales de la salud.

Es Presidente de la Federación Internacional de Fundaciones Renales (IFKF), Coordinador del Comité de Salud Renal en Poblaciones en Desventaja de la Sociedad Internacional de Nefrología (ISN) y Corresponsable del Comité Directivo del Día Mundial del Riñón.

Dr Sanjay Pandya MD DNB (Nefrología).

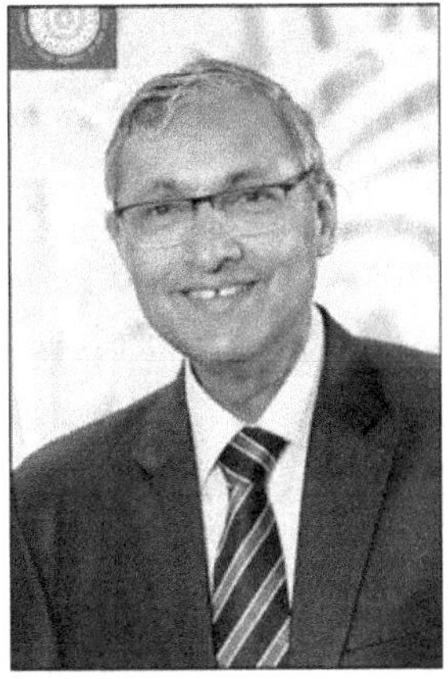

El Dr. Pandya es médico especialista en nefrología de la ciudad de Rajkot (Gujart-India), con una activa participación en programas educativos sobre las enfermedades renales. Es el fundador de la "Fundación de Educación Renal", la cual tiene como misión el alertar a la población a nivel mundial sobre la prevención y cuidado de la enfermedad renal. Junto con un grupo de colaboradores ha preparado en distintos idiomas una guía educativa básica y un portal informativo para pacientes renales.

Dr. Jonathan Chávez Iñiguez

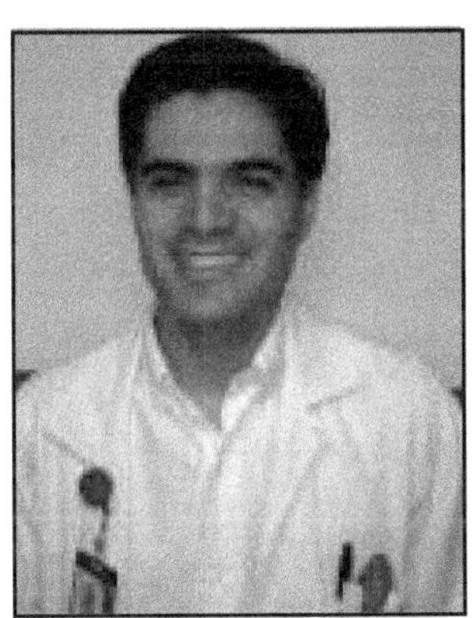

El Dr. Chávez Iñiguez es médico nefrólogo egresado de la Universidad de Guadalajara y miembro del cuerpo académico del Servicio de Nefrología del Hospital Civil de Guadalajara "Fray Antonio Alcalde". Ha participado en programas educativos a distancia dirigidos a médicos de primer contacto sobre la detección y tratamiento oportunos de la enfermedad renal.

Como utilizar este libro?

El libro consta de 2 secciones:

1ª. Sección:

En esta sección se describen aspectos básicos acerca del riñón y las enfermedades renales. Se recomienda a todos los interesados el leer esta parte del libro, ya que la información aquí vertida prepara al lector para la detección oportuna y la prevención de las enfermedades renales.

2da. Sección:

Se recomienda el leer esta sección, ya sea por interés o por curiosidad.

Esta parte incluye:

- Información sobre las principales enfermedades renales. Se discuten sus síntomas, diagnóstico, prevención y tratamiento.

- La descripción de las principales padecimientos asociados a enfermedad renal (diabetes, hipertensión arterial, enfermedad renal poliquística, etc.), las medidas necesarias para su prevención así como información adicional de utilidad.

- Discusión detallada de la dieta en las enfermedades renales.

1ª. Secci´on

Información Básica Sobre el Riñón

- **Estructura y función del riñón.**

- **Sintomatología y diagnóstico de las enfermedades renales.**

- **Mitos y realidades de las enfermdades renales.**

- **Medidas para prevenir las enfermedades renales.**

Introducción
Guillermo García-García, MD

El riñón es un órgano extraordinario que mantiene nuestro organismo limpio y saludable mediante la eliminación de substancias tóxicas de deshecho. Aunque su función principal es la de excretar toxinas de nuestro organismo, esta no es la única función. El riñón juega también un papel muy importante en la regulación de la presión arterial, así como en el volumen y composición de los líquidos corporales. Aunque la mayoría de nosotros nacemos con dos riñones, uno solo basta para efectuar todas estas funciones.

En años recientes se ha observado un numero cada vez mayor de pacientes con diabetes e hipertensión arterial que ocasionado un incremento importante de personas que padecen enfermedad renal crónica. Esto es un llamado de atención para un mejor conocimiento de las enfermedades renales, así como de su prevención y tratamiento oportunos. Este texto aborda exactamente de eso. Tiene como meta el auxiliar al paciente en comprender la enfermedad renal y el estar mejor preparado para enfrentarla. Intenta, así mismo, responder a preguntas que frecuentemente son planteadas.

La primera parte de libro introduce al lector al conocimiento del riñón, un órgano vital, así como a la prevención de las enfermedades renales. Sin embargo, gran parte del texto se dedica a problemas de interés para el paciente y su familia. El libro aborda los signos y síntomas, el diagnóstico y las causas de esta enfermedad, así como el informar las distintas opciones de tratamiento.

Un capitulo en especial se enfoca a los cuidados que se deben de tener durante las etapas iniciales de la enfermedad renal crónica así como de

---

El riñón es un órgano extraordinario para mantener nuestro organismo limpio y saludable.

---

las medidas que se deben de tomar para evitar o retardar la necesidad de diálisis y el trasplante. En forma separada se presenta información útil y detallada sobre la diálisis y el trasplante renal y la donación cadavérica.

Con el objetivo de ser una guía completa para el paciente renal, además de la falla renal, se incluye información adicional sobre otros padecimientos renales frecuentes; mitos y realidades de las enfermedades renales; consejos útiles de cómo evitar y prevenir su aparición; medicamentes utilizados frecuentemente por el enfermo renal y mucho más.

Debido a que la dieta es una fuente de preocupación y confusión para el paciente renal, este tema se trata en un capítulo aparte. Se incluyen recomendaciones en la precauciones que se deben de tomar en la selección de una dieta adecuada.

El conocimiento de la enfermedad renal nos prepara mejor para enfrentarla.

Capitulo 2

El Riñón y sus Funciones
Raul Reyna-Raygoza, MD

El riñón esta entre los órganos más vitales del cuerpo humano. Si no funciona pude llevar a enfermar seriamente o incluso la muerte. Tiene una estructura y funciones complejas.

Sus dos funciones más importantes son eliminar productos de deshecho, que son tóxicos y peligrosos, así como mantener el equilibrio del agua, fluidos, químicos y minerales.

Estructura del riñón

Los riñones producen orina removiendo del cuerpo productos de deshecho toxico y el exceso de agua. La orina formada en los riñones pasa por el uréter, fluye hacia la vejiga antes de ser excretada finalmente a través de la uretra.

- La mayoría de la gente (hombres y mujeres) tiene dos riñones

- Los riñones están localizados arriba y detrás del abdomen, a cada lado de la columna (ver diagrama). Se encuentran protegidos por las costillas inferiores.

- Los riñones están muy dentro del abdomen por lo que normalmente no podemos sentirlos

- Los riñones son un par de órganos en forma de frijol. En los adultos miden aproximadamente 10cm de longitud, 6cm de ancho y 4cm de grosor. Pesan aproximadamente 150–170 gr.

- La orina formada por los riñones fluye hacia la vejiga urinaria a través de los uréteres. El uréter es una estructura en forma de tubo hueco de unos 25 cm de longitud hecha de músculos especiales

- La vejiga urinaria es un órgano hueco hecho de musculo que se

---

La localización, estructura y funciones de los riñones es la misma en hombres y mujeres.

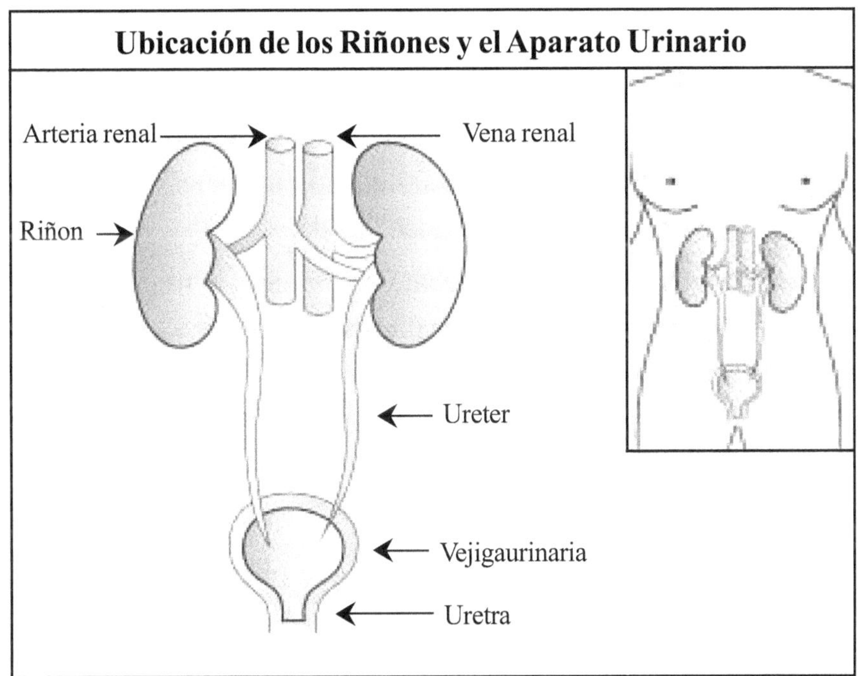

encuentra en la parte baja y delantera del abdomen. Actúa como reservorio de orina.

- La vejiga en un adulto puede guardar alrededor de 400-500 ml de orina y cuando se llena cerca de su máxima capacidad, la persona siente la urgencia de dejar pasar la orina

- La orina en la vejiga se excreta a través de la uretra durante la micción. En las mujeres la uretra es más bien corta, mientras que en los hombres es mucho más larga.

- La localización, estructura y funciones de los riñones es la misma en hombres y mujeres

¿Por qué es el riñón esencial para el cuerpo?

- Consumimos diferente cantidad y tipos de comida cada día

- La cantidad de agua, sales, y ácidos en nuestro cuerpo también varían cada día

- El proceso continuo de convertir comida en energía produce materiales tóxicos peligrosos

- Estos factores llevan a cambios en la cantidad de fluidos, electrólitos y ácidos en el cuerpo. Esta acumulación de materiales tóxicos indeseados pueden poner en riesgo la vida.

- Los riñones cargan con el trabajo de limpieza extremadamente esencial de remover ácidos peligrosos y venenosos así como productos tóxicos.

¿Cuales son las funciones del riñón?

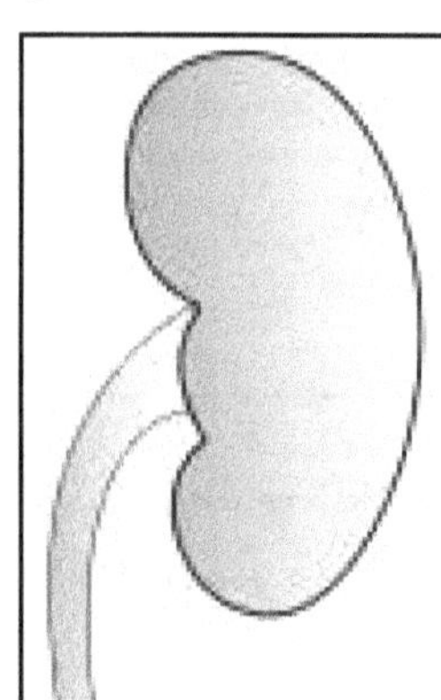

La principal función del riñón es producir orina y purificar la sangre. El riñón remueve materiales de deshecho, sales extras y otros químicos que no requiere el cuerpo. Funciones importantes del riñón se describen a continuación.

1. Remoción de productos de deshecho

La purificación de la sangre a través de la remoción de productos de deshecho es la función más importante del riñón

La comida que consumimos contiene proteínas. La proteína es necesaria para el crecimiento y reparación del cuerpo. Pero conforme se utilizan proteínas por el cuerpo se generan productos de deshecho. La acumulación de estos productos de deshecho puede ser venenoso para el cuerpo. El riñón filtra la sangre, y los productos de deshecho son excretados en la orina.

2. Remoción del exceso de fluido

La segunda función más importante del riñón es la regulación del balance de fluidos al excretar cantidades extra de agua en forma de orina y reteniendo la cantidad necesaria de agua en el cuerpo. Por lo tanto los riñones mantienen en el cuerpo la cantidad adecuada de agua.

Cuando los riñones fallan pierden la habilidad para remover el exceso de agua en forma de orina. El exceso de agua en el cuerpo lleva a hinchazón.

3. Balance de minerales y químicos

El riñón juega otro rol importante al regular minerales y químicos como el sodio, potasio, hidrogeno, calcio, fosforo, magnesio y bicarbonato; y mantiene la composición normal del fluido corporal.

Cambios en los niveles de sodio pueden afectar a nivel sensorial, mientras que cambios en el potasio pueden llevar a efectos serios sobre el ritmo del corazón y la función de los músculos. El mantenimiento del nivel normal de calcio y fosforo es esencial para la salud de los huesos y dientes.

4. Control de la presión arterial

El riñón produce diferentes hormonas (renina, angiotensina, aldosterona, prostaglandinas, etc) y regula el agua y las sales del cuerpo, lo que juega un papel vital en el control de la presión arterial. Alteraciones en la producción hormonal y regulación de sales y agua en un paciente con insuficiencia renal causa hipertensión arterial

5. Producción de glóbulos rojos

La eritropoyetina producida en el riñón juega un rol importante en la producción de glóbulos rojos. En la insuficiencia renal la producción

---

La principal función de los riñones es remover deshecho, productos peligrosos y exceso de agua en forma de orina.

de eritropoyetina es menor, lo que conduce a una producción disminuida de glóbulos rojos resultando en hemoglobina baja (anemia).

Debido a la baja producción de eritropoyetina en los pacientes con insuficiencia renal el conteo de hemoglobina no mejora a pesar de suplementar con hierro y vitaminas.

6. Mantener los huesos sanos

El riñon convierte a la vitamina D a su forma activa la cual es esencial para la absorción del calcio de los alimentos, crecimiento de los huesos y dientes, y mantener sanos a los huesos. En la insuficiencia renal debido a disminución de la vitamina D activa, el crecimiento de los huesos es reducido y también se vuelven débiles. El retraso en el crecimiento puede ser el primer signo de insuficiencia renal en los niños.

La principal función de los riñones es remover deshecho, productos peligrosos y exceso de agua en forma de orina

¿Como se purifica la sangre y se forma la orina?

En el proceso de la purificación sanguínea el riñón retiene todas las sustancias necesarias y de forma selectiva excreta fluido extra, minerales y productos de deshecho.

Déjanos explicar este asombroso y complejo proceso de la formación de orina.

- Sabias que cada minuto entran en los riñones 1200ml de sangre para ser purificados, eso es 20% del total de la sangre bombeada por el corazón. Por lo que en un día se purifican 1700 litros de sangre.

- Este proceso ocurre en pequeñas unidades de filtro conocidas como nefronas

---

Muy poca o demasiada producción de orina, significa que los riñones buscan atención e investigación.

- Cada riñón tiene aproximadamente un millón de nefronas. Cada nefrona esta hecha de glomérulos y túbulos.

- Los glomérulos son filtros con poros muy pequeños con la característica de la filtración selectiva. El agua y las sustancias de pequeño tamaño son fácilmente filtradas a través de ellos. Pero los glóbulos rojos de gran tamaño, glóbulos blancos, plaquetas, proteínas, etc. no pueden pasar a través de estos poros. Por lo tanto en la orina de una persona sana las sustancias de gran tamaño están ausentes.

- El primer paso en la formación de la orina ocurre en el glomérulo, donde 125ml de orina se filtran por minuto. Es bastante sorprendente que en 24 horas se forman 180 litros de orina. Esta contiene no solo productos de deshecho, minerales y sustancias toxicas, sino también glucosa y otras sustancias útiles.

- El riñón lleva a cabo el proceso de reabsorber con gran inteligencia. Cerca de 180 litros de fluido entran en los túbulos, 99% de este fluido es reabsorbido de forma selectiva quedando únicamente 1% del fluido que se excreta en forma de orina.

- Mediante este proceso inteligente todas las sustancias esenciales y 178 litros de fluido son reabsorbidos en los túbulos y en solamente 1-2 litros de agua se excretan productos de deshecho, minerales extras y otras sustancias peligrosas.

- La orina formada en el riñón fluye hacia el uréter, pasa a través de la vejiga urinaria y finalmente se excreta a través de la uretra.

¿Puede haber variación en la orina formada en una persona con riñones sanos?

- Si, la cantidad de agua ingerida y la temperatura ambiental son los

---

Los riñones filtran 180 litros de agua al día; solo 1 a 2 litros se eliminan como orina.

---

mayores factores que determinan el volumen de la orina en una persona normal.

- Cuando la cantidad de agua que se toma es baja, la orina es concentrada y su volumen menor (cerca de 500ml) pero cuando se toman grandes cantidades de agua, mayor cantidad de orina se forma.

- En el verano debido a sudoración causada por las altas temperaturas el volumen de la orina disminuye. En invierno ocurre lo contrario- Baja temperatura, no sudoración, más orina.

- En una persona con ingesta normal de agua, si el volumen de orina formada es menor a 500ml o mayor a 3000ml, es una clara señal de que los riñones necesitan atención e investigación.

La cantidad de orina varía de acuerdo al estado de hidratación de nuestro cuerpo.

Capitulo 3

Síntomas de las Enfermedades Renales

Raul Reyna-Raygoza, MD

Los síntomas de las enfermedades renales varían de persona a persona. Mucho depende del tipo de enfermedad subyacente y su severidad. Los síntomas más comunes son vagos y muy generales, y por lo tanto la enfermedad no se diagnostica en etapas tempranas.

Síntomas comunes de las enfermedades renales:

• Hinchazón de la cara

La hinchazón de la cara, pies y abdomen, es una presentación frecuente de la enfermedad renal. La característica de la hinchazón ocasionada por enfermedad renal es que empieza en el rostro debajo de los parpados y que es más notorio en la mañana.

La insuficiencia renal es una causa común e importante de hinchazón. Pero debemos tener en mente que la hinchazón no necesariamente indica insuficiencia renal. En algunas enfermedades de los riñones ocurre hinchazón a pesar de tener la función renal normal (ejemplo, síndrome nefrótico). Igualmente importante es el hecho de tener en mente que la hinchazón podría no ser vista del todo en algunos pacientes con insuficiencia renal significativa.

• Perdida de apetito

La perdida de apetito, sabor anormal en la boca y pobre ingesta de alimentos son problemas comunes a los que se enfrenta una persona con insuficiencia renal. Con el empeoramiento de la insuficiencia renal, debido al incremento de las sustancias toxicas, la persona desarrolla nausea, vomito e hipo.

> **La hinchazón del rostro debajo de los parpados es el síntoma más común de enfermedades renales.**

- **Presión arterial alta – Hipertensión**

En pacientes con insuficiencia renal la hipertensión es común. Si la hipertensión ocurre a temprana edad (menos de 30 años) o si la presión es muy alta al momento del diagnostico, la razón puede ser un problema renal.

- **Anemia y debilidad**

La debilidad generalizada, fatiga temprana, pobre concentración en el trabajo y palidez son quejas comunes de una persona con anemia (nivel bajo de hemoglobina). Por momentos esta podría ser la única queja de una persona con insuficiencia renal crónica en etapas tempranas. Si la anemia no responde al tratamiento estándar, es necesario descartar insuficiencia renal

- **Molestias no específicas**

El dolor en la espalda baja, dolor en el cuerpo, comezón y calambres en los pies son molestias frecuentes en la insuficiencia renal. El retraso en el crecimiento, baja estatura y doblamiento de los huesos de las piernas son comunes en los niños con insuficiencia renal

- **Molestias urinarias**

Las molestias urinarias más comunes son:

1. Reducción del volumen urinario, que causa hinchazón, es muy común en varias enfermedades renales.

2. Sensación de ardor al orinar, micciones frecuentes y salida de sangro o pus por la orina son síntomas de infección de las vías urinarias.

3. La obstrucción de la salida de la orina puede llevar a dificultad y esfuerzo para vaciar la vejiga, un pobre esfuerzo para orinar o hacerlo

---

Descarta problemas renales si se detecta hipertensión severa a una edad temprana.

---

en goteo. En condiciones muy severas, una completa incapacidad para pasar orina no es rara.

Aunque una persona puede tener algunos de los síntomas y signos mencionados arriba, esto no significa necesariamente que la persona sufra una enfermedad renal. Sin embargo, en la presencia de dichos síntomas, es altamente recomendado consultar al doctor y descartar cualquier posibilidad de enfermedad renal mediante exámenes y revisiones.

Es importante recordar que problemas renales muy serios pueden ser silenciosos por un largo periodo sin signos ni síntomas significativos.

En caso de duda, consulte a su médico.

Capitulo 4

Diagnostico de la Enfermedad Renal
Sergio Medina-Meza, MD

"Una puntada acertada evita nueve" es cierto respecto al tratamiento de enfermedad renal. Enfermedades como la Enfermedad Renal Crónica (ERC) no son curables y los costos del tratamiento en la enfermedad renal en su estadio terminal (ERCT) son exorbitantes. Una persona con tan temida enfermedad puede ser asintomática o los síntomas ser discretos. Si la enfermedad es detectada de forma temprana puede ser tratada fácilmente con tratamiento médico conservador. Con la simple sospecha de enfermedad renal es imperativa una revisión médica básica para el diagnóstico oportuno.

¿Quiénes requieren evaluación nefrológica? ¿Quiénes se encuentran en riesgo de desarrollar problemas renales?

Cualquiera puede desarrollar enfermedad renal pero los riesgos son mayores cuando:

- Personas con síntomas de enfermedad renal
- Personas con Diabetes
- Personas con hipertensión arterial descontrolada
- Antecedentes familiares de enfermedad renal, diabetes o hipertensión
- Fumadores, obesos y/o mayores de 60 años de edad
- Antecedente de anomalía congénita en el tracto urinario

Realizar una evaluación médica en individuos con riesgo elevado ayuda a una detección temprana de enfermedad renal.

¿Cómo diagnosticar problemas renales? ¿Cuáles son los estudios que se practican usualmente?

Para diagnosticar problemas renales el médico realiza una historia clínica

Estadios tempranos de enfermedad renal son usualmente asintomáticos, estudios de laboratorio son la mejor manera de detectarlos.

detallada, exploración física, medición de presión arterial, entonces decide los estudios pertinentes. De rutina, los estudios más utilizados son el examen de orina, examen de sangre y estudios radiológicos.

1. Examen de Orina

Diferentes exámenes de orina proveen información sobre distinta patologías renales.

Exámenes de orina rutinarios

- Es un estudio simple, barato y muy útil.

- Las anomalías encontradas proveen de información importante sobre enfermedad renal, sin embargo un examen normal no descarta del todo problemas renales.

- La presencia de proteínas en orina (proteinuria) se observa en varias patologías renales. Nunca debe pasarse por alto. La presencia de proteínas en orina puede ser el primero, el más temprano y el único dato de alarma sobre enfermedad renal (incluso cardiaca). Por ejemplo la proteinuria es el primer signo de daño renal en diabetes.

- La presencia de proteínas y células rojas provee pistas clínicas sobre enfermedad renal inflamatoria (p. ej. Glomerulonefritis)

Microalbuminuria

Microalbuminuria significa la existencia de una cantidad muy pequeña de proteínas en orina. Este estudio provee la primara y más temprana manifestación de daño renal en diabetes. En este estadio la enfermedad puede ser reversible con un tratamiento adecuado y meticuloso. Las proteínas (albumina) están ausentes en los estudios de orina rutinarios en este estadio.

Otros estudios de orina

- Muestra de orina de 24 horas para albumina: en pacientes con

---

El estudio de orina es muy importante para el diagnóstico temprano de enfermedad renal.

---

presencia de proteínas en orina, este estudio es fundamental para detectar la pérdida neta de proteínas en 24 horas. Este estudio es de utilidad para determinar la severidad de la enfermedad y el efecto del tratamiento sobre la pérdida de proteínas.

- Cultivo y sensibilidad: este estudio toma entre 48 y 72 horas y provee información valiosa sobre la bacteria causante de la infección, la severidad y la elección del antibiótico apropiado.
- Examen para bacilos ácido alcohol resistentes: de utilidad en el diagnóstico de tuberculosis del tracto urinario.

2. Exámenes de sangre

Varios estudios de sangre son de utilidad para establecer el diagnóstico apropiado de enfermedad renal.

• Creatinina y Urea

Los niveles sanguíneos de urea y creatinina reflejan la función de los riñones. Son dos productos de desecho que son removidos de la sangre por los riñones. Cuando la función renal disminuye, los niveles de urea y creatinina aumentan. Los valores normales de creatinina son de 0.9 a 1.4 mg/dl y para la urea de 20 a 40 mg/dl. Valores superiores sugieren mayor daño a los riñones. Los niveles de creatinina son una guía más segura de la función renal que los niveles de urea.

• Hemoglobina

Los riñones saludables ayudan en la producción de células rojas, que contienen hemoglobina. En los estudios de sangre cuando los niveles de hemoglobina se encuentran disminuidos, se nombra anemia. La anemia es un síntoma común e importante en la enfermedad renal crónica. De cualquier manera la anemia se encuentra frecuentemente en otros padecimiento, por ello no es específica de enfermedad renal.

> **La creatinina sérica es un estudio de sangre que se realiza de manera rutinaria para monitorizar función renal.**

- **Otros estudios de sangre**

Varios estudios de sangre se practican en pacientes con enfermedad renal como: azúcar en sangre, proteínas séricas, colesterol, electrolitos (cloro, potasio, sodio), calcio, fósforo, bicarbonato, niveles de complemento, etc.

3. Estudios radiológicos

- **Ultrasonido Renal**

El ultrasonido es un estudio, simple, seguro, útil y rápido que provee información valiosa como el tamaño de los riñones, presencia de quistes, piedras y tumores. Un ultrasonido puede detectar un bloqueo en el flujo de orina en cualquier parte del riñón, uréteres o vejiga. En la enfermedad renal crónica ambos riñones aparecen de un tamaño pequeño.

- **Radiografía de abdomen**

Este estudio es útil para detectar piedras en el sistema urinario.

- **Urografía intravenosa (UIV)**

La urografía intravenosa (conocida también como pielografía intravenosa) es un estudio radiográfico especial. En este estudio se utiliza un contraste yodado radiopaco (fluido que se puede observar en las películas re rayos X) que se inyecta a una vena del brazo. Este contraste inyectado en el extremo del brazo pasa por el riñón y se excreta por la orina. Así la orina se hace radiopaca y se puede visualizar el tracto urinario, riñones, uréteres y vejiga. Una serie de rayos X se toman a un intervalo de tiempo especifico, con ello se obtiene una visión completa de la anatomía y función del tracto urinario. La UIV revela problemas como piedras, obstrucción, tumores y anomalías y en la estructura y función de los riñones.

Los estudios de escrutinio más importantes en enfermedad renal son examen de orina, creatinina sérica y ultrasonido renal.

En caso de falla renal la UIV no se recomienda ya que el medio de contraste inyectado puede lesionar los riñones con función deteriorada. En falla renal, la excreción del contraste puede ser inadecuada, por ello el propósito de visualizar el tracto urinario no será posible. También se evita durante el embarazo. Por el advenimiento del Ultrasonido y la TC éste estudio se utiliza con menos frecuencia hoy en día.

- ## Cistouretroograma miccional

El cistouretrograma miccional se utiliza con más frecuencia en el estudio de infecciones del tracto urinario en niño. En este estudio especial de rayos X, la vejiga se llena con medio de contraste mediante un catéter bajo condiciones estériles. Después de llenar la vejiga se retira el catéter y se pide al paciente que orine. Se toman rayos X a intervalos mientras orina, mostrando el contorno de la uretra y la vejiga. Este estudio es de utilidad para diagnosticar reflujo de orina a los uréteres y hacia los riñones (conocido como reflujo vesicoureteral) y anomalías anatómicas de la vejiga y la uretra.

- ## Otros estudios radiológicos

Para el diagnóstico de problemas renales específicos, son muy útiles estudios especiales como la TC del riñón y el tracto urinario, doppler renal, estudios radionucleares, angiografía renal, pielografía anterógrada y retrograda etc.

4. Otros estudios especiales

La biopsia renal, cistoscopía y urodinamia son estudios especiales que son necesarios para el diagnóstico exacto de ciertos problemas renales.

Biopsia de Riñón

La biopsia es un estudio importante y útil en el diagnóstico de patología renal específica.

El sonograma renal determina el tamaño, forma y localización de los riñones.

¿Qué es la biopsia renal?

En la biopsia, una pequeña porción de tejido renal es removida a través de una aguja y examinada bajo microscopía. La biopsia renal se realiza para diagnosticar la naturaleza exacta de ciertas patologías renales.

¿Cuándo se aconseja la biopsia renal?

En ciertas patologías renales la historia clínica y la exploración física son insuficientes para realizar un diagnóstico específico. En dichos pacientes la biopsia es el único elemento que puede establecer el diagnóstico.

¿A quienes ayuda la biopsia renal?

La biopsia renal establece el diagnóstico de ciertas enfermedades renales inexplicables. Con esta información el nefrólogo puede establecer el diagnóstico e iniciar el tratamiento específico así como guiar al paciente y la familia respecto a la severidad y curso de la enfermedad.

¿Qué técnica se utiliza para realizar la biopsia?

La técnica más utilizada es la biopsia percutánea con aguja, en la cual una aguja hueca se introduce a través de la piel hacia el riñón. Otro método, menos utilizado, es la biopsia abierta en la que se requiere cirugía.

¿Cómo se realiza la biopsia renal?

- El paciente se hospitaliza y se obtiene su consentimiento
- Previo a la biopsia se asegura que la presión arterial es normal y los exámenes de sangre revelan coagulación normal. Medicamentos para prevenir coagulación (como aspirina) se suspenden de una a dos semanas previas al evento.

La biopsia renal es un estudio que se realiza para establecer el diagnóstico exacto de ciertas enfermedades renales.

- Se realiza ultrasonido para determinar la posición de los riñones y el punto exacto de la biopsia. Este punto es bajo la costilla, en la parte alta de la cintura, cerca de los músculos de la espalda.

- Al paciente se le pide mantenerse boca abajo, con un soporte en el abdomen, una toalla o una almohada. El paciente está completamente despierto durante el procedimiento. En los niños el procedimiento se realiza bajo anestesia, por lo tanto el paciente no está despierto.

- Luego de un aseo apropiado de la piel, se infiltra la zona de punción con anestesia local para minimizar el dolor.

- Con ayuda de una aguja hueca para biopsia se toman del riñón 2 o 3 piezas del tamaño de un hilo. El espécimen se envía con un patólogo para un examen histopatológico.

- Luego de la biopsia se aplica presion6 en el sitio de punción para evitar sangrado. El paciente se mantiene de 6 a 12 horas en reposo y usualmente es dado de alta al siguiente día.

- Al paciente se le indica evitar trabajo pesado o ejercicio durante las siguientes 2 a 4 semanas.

¿Existen riesgos al realizar la biopsia?

- Como en cualquier otro procedimiento quirúrgico las complicaciones pueden existir en algunos pacientes. Dolor leve a moderado así como orina teñida de rojo una o dos ocasiones no es infrecuente, pero usualmente autolimitado. En raros casos, cuando el sangrado persiste, es necesario transfundir sangre. En muy raros casos cuando persiste el sangrado severo, la extracción quirúrgica del riñón es inevitable.

- En algunas ocasiones el tejido obtenido no es adecuado para el diagnóstico (alrededor de 1 en 20). En dado caso es necesario repetir la biopsia.

La biopsia renal se realiza usualmente con una aguja delgada, con el paciente completamente despierto.

Capitulo 5

Enfermedades Renales Importantes
Sergio Medina-Meza, MD

La enfermedad renal se divide en dos grupos

- **Enfermedad médica:** enfermedad renal médica como falla renal, infección del tracto urinario y síndrome nefrótico son tratados con medicamentos por el nefrólogo. Pacientes con enfermedad renal avanzada necesitan tratamiento como diálisis y trasplante renal.

- **Enfermedad quirúrgica:** los urólogos tratan enfermedades como piedras, enfermedad prostática y cáncer del tracto urinario mediante cirugía, litotripsia y endoscopía.

¿En que difieren los urólogos de los nefrólogos?

Los nefrólogos son clínicos y los urólogos son cirujanos especializados en enfermedad renal.

MEDICO	QUIRURGICO
Daño renal agudo	Litiasis
Enfermedad renal crónica	Enfermedad prostática
Infección de tracto urinario	Anomalías congénitas del tracto urinario
Síndrome nefrótico	Cáncer

Falla Renal

Se llama falla renal a la disminución en la capacidad del riñón para filtrar y excretar productos de desecho y mantener el equilibrio electrolítico. Un aumento en los niveles en sangre de urea y creatinina

---

El daño renal agudo es la perdida rápida de la función renal. Con el tratamiento adecuado y oportuno la función renal mejora.

---

son marcadores de falla renal. La falla renal se divide principalmente en dos tipos: aguda y crónica.

Falla Renal Aguda

Disminución súbita o perdida de la función renal se llama fallo renal agudo o daño renal agudo (DRA). El volumen urinario disminuye en la mayoría de los pacientes con daño renal agudo. Causas importantes de daño renal agudo son diarrea, malaria, hipotensión, vómito, sepsis, algunas drogas (IECA, AINE) etc. Con el tratamiento médico apropiado (y en algunos casos diálisis) la función renal regresa a lo normal.

Enfermedad Renal Crónica

Se denomina enfermedad renal crónica (ERC) a un deterioro de la función renal gradual, progresivo e irreversible en el transcurso de meses o años. En la ERC la función renal se deteriora lenta y continuamente. Luego de un largo periodo de tiempo la función renal se reduce a un estado en el que los riñones dejan de trabajar casi por completo. Este estadio avanzado y que pone en peligro la vida se conoce como enfermedad renal crónica terminal (ERCT).

La enfermedad renal crónica es silenciosa y avanza casi desapercibida. En estadios tempranos de ERC los síntomas son pocos. Los síntomas son debilidad, pérdida del apetito, nausea, edema y elevación en la presión arterial. Las dos causas más importantes de ERC son diabetes e hipertensión.

La presencia de proteínas en el examen de orina, la elevación de creatinina en muestras de sangre y riñones pequeños en el ultrasonido son los datos diagnósticos más importantes en la enfermedad renal crónica. Los niveles de creatinina en sangre determinan la gravedad de

> **La pérdida gradual, progresiva e irreversible de la función renal en un largo periodo de tiempo se llama enfermedad renal crónica.**

la falla renal y estos valores incrementan progresivamente en esta enfermedad.

En estadios tempranos el paciente necesita medicamentos específicos y modificaciones en la dieta. No existe tratamiento que cure esta enfermedad. El objetivo del tratamiento es disminuir la velocidad de progresión de la enfermedad, prevenir complicaciones y mantener al paciente en buenas condiciones durante un largo periodo a pesar de la severidad de la enfermedad.

Cuando la enfermedad progresa a un estadio avanzado (ERCT) más del 90% de la función renal está perdida (la creatinina sérica usualmente está por encima de 8 a 10 mg/dl). La única modalidad de tratamiento en este estadio es la diálisis (hemodiálisis o diálisis peritoneal) y el trasplante renal.

La diálisis es un proceso de filtración para remover productos de desecho y exceso de fluidos del cuerpo, los cuales se acumulan al cesar la función del riñón. La diálisis no es una cura para la enfermedad renal crónica. En estadios avanzados de enfermedad renal crónica (ERCT) el paciente necesita terapia dialítica de por vida (a menos que el trasplante renal se realice con éxito). Dos modalidades de diálisis, hemodiálisis y diálisis peritoneal.

La hemodiálisis (HD) es la modalidad más ampliamente usada. En HD, con la ayuda de una maquina especial, se remueven productos de desecho, exceso de líquidos y sal. La diálisis peritoneal continua ambulatoria (DPCA) es otra modalidad de diálisis en la que se puede realizar fuera de casa o en el trabajo, sin necesidad de una máquina.

El trasplante renal es el tratamiento más efectivo y la única modalidad curativa de tratamiento de la enfermedad renal crónica terminal.

La diálisis es un método artificial para remover productos de desecho y exceso de líquido de la sangre cuando los riñones han fallado.

Infección del Tracto Urinario

Sensación quemante al orinar y aumento en la frecuencia, dolor en la parte baja del abdomen y fiebre son los síntomas comunes de presentación en la infección del tracto urinario. La presencia de pus en el examen de orina sugiere ITU.

La mayoría de los pacientes con ITU responden bien a los antibióticos. La UTI en niños merece consideración especial. El retraso en el tratamiento o un tratamiento inadecuado puede causar daño irreversible en los riñones en formación.

En pacientes con ITU recurrente es importante descartar de manera objetiva obstrucción del tracto urinario, piedras, anomalías en el tracto urinario, tuberculosis. La causa más importante de ITU en niños es reflujo vesicoureteral (RVU). RVU es una anomalía congénita en la que la orina fluye en retroceso desde la vejiga hacia uno o ambos uréteres y hacia los riñones.

Síndrome Nefrótico

El síndrome nefrótico es la enfermedad renal vista con más frecuencia en niños, en comparación con adultos. Episodios frecuentes de edema son el principal síntoma. La presencia de proteínas en orina (mayor a 3.5 gramos por día), niveles bajos de albúmina en sangre (hipoalbuminemia), niveles elevados de colesterol, presión arterial normal y función renal conservada son la presentación usual de este síndrome.

Esta enfermedad muestra buena respuesta al tratamiento. Algunos pacientes permanecen asintomáticos luego de suspender el tratamiento, pero en la mayoría de los casos la enfermedad recurre.

Así el ciclo de respuesta al tratamiento, periodos de remisión libres de tratamiento, y recaídas con hinchazón; son característicos del síndrome nefrótico.

El retraso en el tratamiento y un abordaje inadecuado de la ITU en niños pueden causar daño irreversible en el riñón en crecimiento.

Con el ciclo de recuperación y recurrencia repitiéndose por un largo tiempo (años), la enfermedad se convierte en una preocupación tanto para el niño como para la familia. Pero es importante recordar que los resultados a largo plazo en niños con síndrome nefrótico son excelentes. Viven una vida saludable con función renal conservada.

Litiasis Renal

Las piedras en riñón son un problema renal frecuente e importante. El uréter y la vejiga son sitios frecuentes para piedras. Los síntomas son dolor insoportable, nausea, vómito, sangre en orina, etc. Sin embargo, algunas personas con piedras, pueden no haber tenido síntomas durante un largo periodo de tiempo (piedra silenciosa).

Para el diagnóstico de piedras, una radiografía abdominal y un ultrasonido son los estudios más importantes.

La mayoría de las piedras pequeñas pasan de manera natural con la orina con el consumo abundante de líquidos. Si la piedra causa dolor severo recurrente, infecciones recurrentes, obstrucción del tracto urinario o daño al riñón, su retiro es necesario. El método para retirar las piedras depende del tamaño, localización y tipo de éstas. Los métodos más utilizados son la litotripsia, endoscopía (cistoscopia y ureteroscopia), y cirugía abierta.

En cuanto al riesgo de recurrencia es tan alto como de un 50 a 80%, un aumento en la cantidad de líquidos ingerida, modificaciones en la dieta y chequeo constante son necesarias.

Hiperplasia Prostática Benigna

La glándula prostática está presente únicamente en el sexo masculino. Se sitúa justo debajo de la vejiga y rodea la porción inicial de la uretra.

**Las piedras en riñón pueden existir
sin síntomas por años.**

La glándula prostática empieza a crecer luego de los 50 años de edad. El crecimiento de la próstata comprime la uretra y causa problemas al orinar en personas mayores.

Los síntomas principales de la hiperplasia prostática benigna (HPB) son aumento en las micciones, especialmente por las noches y goteo al final de la micción. La exploración al introducir un dedo por el recto (examen rectal digital) y el ultrasonido son los métodos diagnósticos más importantes para HPB.

Un gran número de pacientes con síntomas de moderados a severos de HPB pueden ser tratados durante un largo periodo de tiempo con tratamiento médico. Muchos pacientes con síntomas severos y próstatas muy grandes necesitan resección endoscópica de la glándula (RTUP).

La HPB es la causa más común de problemas urinarios en el hombre mayor.

Capitulo 6

Mitos y Realidades de la Enfermedad Renal
Sergio Carlos Medina Meza

Mito: Todas las enfermedades del riñón son incurables.

Realidad: No todas las enfermedades del riñón son incurables. Con undiagnóstico temprano y tratamiento oportuno muchas enfermedades pueden sercurables. En la mayoría, la progresión es lenta o paulatina.

Mito: La falla renal puede ocurrir si uno de los riñones falla.

Realidad: No, la falla renal ocurre solo cuando ambos riñones están dañados.Usualmente la gente no tiene ningún problema si uno de los riñones falla completamente, y en algunos casos los niveles séricos de urea y creatinina son normales. Pero cuando ambos riñones fallan, los productos de desecho se acumulan en el cuerpo los niveles séricos de urea y creatinina se elevan, lo cual sugiere falla renal.

Mito: En la enfermedad renal la presencia de edema sugiere falla renal.

Realidad: No, en ciertas enfermedades el edema está presente, pero la función renal es totalmente normal (ej. Síndrome nefrótico).

Mito: Todos los pacientes con enfermedad renal deben tomar grandes cantidades de agua.

Realidad: No, Un gasto urinario reducido lleva a edema y es uno de los síntomas de muchas enfermedades renales. Así que la restricción de agua es necesaria para mantener el balance de agua en algunas pacientes con enfermedad renal.Sin embargo a los pacientes que padecen litiasis o infección de tracto urinario confunción renal normal se les recomienda ingerir grandes cantidades de líquidos.

Mito: Yo me siento muy bien, así que pienso que no tengo ninguna enfermedad del riñón.

Realidad: La mayoría de los pacientes son asintomáticos (no muestran síntomas),en estadios tempranos de la enfermedad renal. Valores anormales en los estudiosde laboratorio son el único indicio de su presencia en estadios tempranos.

Mito: Yo me siento bien, así que no necesito continuar con el tratamiento para mi problema renal.

Realidad: Muchos pacientes con enfermedad renal crónica (ERC) se sienten bien con una terapia apropiada, así que ellos abandonan el tratamiento y las restricciones dietéticas. El abandono de tratamiento en la ERC puede ser peligroso. Ya que puede desencadenar una rápida progresión de la enfermedad renal y en corto tiempo los pacientes pueden llegar a un estadio avanzado yrequerir diálisis y/o trasplante.

Mito: Mi nivel sérico de creatinina esta ligeramente por arriba de lo normal. Pero me siento perfectamente así que no tengo de que preocuparme.

Realidad: Incluso un incremento moderado del nivel sérico de creatinina es un indicador de deterioro y necesita atención. Una gran variedad de enfermedades del riñón pueden afectar dicho órgano, por lo cual el nefrólogo debe ser consultadosin demora. Debemos entender la importancia de la elevación de los valores decreatinina a nivel sérico (incluso una elevación muy leve) en los diferentesestadios de la enfermedad renal.

En los estadios tempranos la enfermedad renal crónica usualmente es asintomática, y el incremento de los valores de creatinina sérica puede ser el único indicador de inminente enfermedad renal.

El nivel sérico de creatinina de 1.6mg/dlsignifica que cerca del 50% de la función renal se ha perdido, lo cual ya es muy significativo. La detección de enfermedad renal crónica y el inicio de una terapia apropiada en este estadio es lo más indicado. El tratamiento por un nefrólogo eneste estadio de la enfermedad ayuda a preservar la función renal por un largo tiempo.

Cuando el nivel de creatinina sérica es de 5mg/dl, significa que el 80% de la función renal se ha perdido. Este valor sugiere un daño severo de la función renal.

Un tratamiento apropiado en este estadio es necesario para preservar la funcióndel riñón. Pero es importante recordar que en este estadio ya tardío de la enfermedad renal la oportunidad de una buena respuesta a tratamiento se ha perdido.

Cuando el nivel de creatinina es de 10.0mg/dl, significa que el 90% de la funciónrenal se ha perdido y este valor sugiere enfermedad renal terminal. En este estadio de la enfermedad renal la oportunidad de tratamiento médico para elpaciente está casi perdida.

La mayoría de los pacientes en este estadio requieren diálisis.

Mito: Una vez que se inicia diálisis en un paciente con falla renal, será subsecuentemente una necesidad permanente.

Realidad: No, el tiempo que el paciente requerirá terapia con diálisis dependerádel tipo de falla renal.

El daño renal agudo es un tipo de enfermedad renal temporal y reversible.

Algunos pacientes con daño renal agudo requieren soporte con diálisis solo por uncorto periodo de tiempo.

Con tratamiento apropiado y algún tiempo con diálisis lafunción renal se recupera totalmente. La demora en el inicio de diálisis por temor a requerir diálisis permanente significa mayor riesgo para la vida.

El daño renal en la enfermedad renal crónica es de tipo progresivo e irreversible.

En estadios avanzados de enfermedad renal (Enfermedad renal crónica terminal)se requiere tratamiento de soporte con diálisis de manera regular de por vida.

Mito: La diálisis cura la falla renal.

Realidad: No, la diálisis no es un tratamiento curativo para la falla renal. El tratamiento con diálisis es efectivo y seguro para la vida en pacientes con falla renal, la cual remueve productos de desecho, remueve el exceso de líquidos y corrige los trastornos de los electrolitos así como las alteraciones del equilibrio acido base. La diálisis lleva a cabo la mayoría de las funciones que el riñón no escapaz de realizar.

La diálisis mantiene a los pacientes asintomáticos, y controlados a pesar de una enfermedad renal severa.

Mito: En trasplante renal, hombres y mujeres no pueden donar su riñón apersonas de sexo opuesto.

Realidad: Hombres y mujeres si pueden donar su riñón a personas de sexoopuesto dado que la estructura y función del riñón es la misma en ambos sexos.

Mito: Donar un riñón afecta la salud y función sexual.

Realidad: La donación de un riñón es muy segura y no afecta la salud o función sexual.

Un donador renal vive una vida normal incluyendo, marital y dere producción.

Mito: Para un trasplante renal es posible comprar un riñón.

Realidad: La compra o venta de un riñón es un crimen. Así como hay que recordar que un trasplante de un donador vivo no relacionado tiene un mayor riesgo de rechazo comparado con un donador vivo relacionado.

Mito: Ahora mi presión arterial es normal así que no necesito medicamentos antihipertensivos. Me siento mejor si no tomo los medicamentos antihipertensivos,

¿Por qué debo tomar las pastillas para la presión arterial?

Realidad: Muchos pacientes con hipertensión arterial abandonan su tratamiento después de que la presión arterial es controlada, ya que no tienen síntomas o se sienten mejor sin tomar sus medicamentos.

Pero la hipertensión arterial no controlada es un asesino silente que finalmente llevara al paciente a presentar serios problemas como infarto al miocardio, falla renal o evento vascular cerebral.

Así que para proteger los órganos vitales del cuerpo es esencial llevar un tratamiento regular con medicamentos y tener un adecuado control de presión arterial, incluso sin tener síntomas o si el paciente se encuentra bien aparentemente.

Mito: Solo los hombres tienen riñones que están localizados en un saco entre las piernas.

Realidad: Tanto en los hombres como en las mujeres, los riñones están localizados en el abdomen posterosuperior y tienen el mismo tamaño, forma y función. En los hombres los órganos reproductivos, los testículos se encuentran localizados en un saco entre las piernas.

Capitulo 7

Prevención de las Enfermedades Renales

Denise Ramos Ibarra, MD

Las enfermedades renales son un asesino silencioso. Estas pueden causar pérdida progresiva de la función del riñón, llevándolo a falla renal y por último a requerir diálisis o trasplante renal para poder llevar una vida sana. Debido a los altos costos y problemas de disponibilidad en países subdesarrollados, solo del 5-10% de los pacientes con enfermedad renal reciben tratamiento como diálisis y trasplante renal, mientras que el resto muere sin recibir alguna terapia definitiva.

La enfermedad renal crónica es muy común y no tiene cura, así que solo la prevención es la única opción. Su detección y tratamiento oportunos pueden con frecuencia evitar que empeore; además se puede prevenir y retrasar la necesidad de diálisis o trasplante.

¿Cómo prevenir la enfermedad Renal?

Nunca ignore a sus riñones. Los aspectos importantes acerca de la prevención y el cuidado de las enfermedades del riñón se dividen en dos categorías.

1. Cuidados para personas sanas.

2. Cuidados para pacientes renales.

Cuidados para Personas Sanas

Las siete maneras para mantener tus riñones sanos son:

1. Estar en forma y activo

Hacer ejercicio regularmente y actividad física diaria mantiene la presión arterial normal y el control de la glucosa a nivel sanguíneo. La actividad física elimina el riesgo de diabetes e hipertensión arterial y por lo tanto reduce el riesgo de enfermedad renal crónica.

2. Dieta Balanceada

Llevar una dieta saludable, con frutas frescas y vegetales. Disminuir la ingesta de alimentos refinados como el azúcar, grasas y carnes en la dieta. Ingerir menos sal después de los 40 años ayudara a la prevención de hipertensión arterial y cálculos en el riñón.

3. Mantenga su peso bajo control

Mantenga su peso con una alimentación balanceada y ejercicio adecuado.

Esto puede ayudar a prevenir diabetes y enfermedades del corazón, así como otras condiciones asociadas con enfermedad renal crónica.

4. Dejar de fumar y renunciar a los productos con tabaco

Fumar puede provocar aterosclerosis, lo que reduce el flujo de la sangre a los riñones, por lo tanto disminuye su capacidad de funcionamiento y mayor rendimiento.

5. Ser cuidadoso de los medicamentos sin prescripción

No se debe de abusar de la ingesta de analgésicos en forma regular. Medicamentos comunes como antiflamatorios no esteroideos como el Ibuprofeno, se sabe que causan daño a los riñones y enfermedad renal si se toman regularmente. Consulta a un doctor para averiguar cómo controlar el dolor sin poner en riesgo tus riñones.

6. Beber agua

Beber suficiente agua (acerca de 3 litros por día) ayuda a diluir la orina, eliminando los residuos tóxicos que genera el cuerpo y previene la formación de cálculos renales.

7. Chequeo anual del riñón

Las enfermedades del riñón son a menudo enfermedades silenciosas y no producen ningún síntoma hasta que alcanzan una etapa avanzada.

El método más ponderoso y efectivo, pero tristemente menos utilizado para el diagnostico temprano y prevención de enfermedades renales es el chequeo de rutina de manera regular.

El chequeo anual del riñón es necesario para personas con alto riesgo, quienes padecen diabetes, hipertensión arterial, obesidad o que tienen antecedentes de enfermedad renal en la familia. Si tu amas a tus riñones (y más importante a ti) no olvides hacerte un chequeo regular de los riñones después de los 40 años. Un método sencillo para la detección precoz de la enfermedad renal, es la medición anual de la presión arterial, un análisis de orina, y medición de creatinina en la sangre.

Cuidados para Pacientes Renales

1. Conciencia acerca de las enfermedades renales y diagnóstico temprano

Se recomienda mantenerse alerta y atento a los síntomas de enfermedades renales. Los síntomas comunes de enfermedades renales son edema de cara y pies, pérdida de apetito, nauseas, vómito, palidez, debilidad, orinar frecuentemente y presencia de sangre o proteínas en orina. En presencia de tales síntomas, es recomendable consultar a un doctor y hacer un chequeo de los riñones.

2. Cuidados en los diabéticos

El cuidado y prevención de enfermedades renales en pacientes diabéticos es esencial ya que la diabetes es la principal causa de enfermedad renal crónica (ERC) y daño renal a lo largo del mundo. Alrededor del 45% de los nuevos casos de fase terminal de enfermedades renales se deben a la enfermedad renal

Para un temprano diagnóstico de la enfermedad renal en diabéticos, una simple y efectiva manera es la medición de la presión arterial y un examen de orina para detectar la presencia de proteína por tiras reactivas (Macroalbuminuria)cada 3 meses. La mejor e ideal prueba para el diagnóstico temprano de nefropatía diabética es el examen de orina para detectar microalbuminuria, el cual debe hacerse cada año. Se debe de medir la creatinina (y TFG) en la sangre para evaluar la función renal al menos una vez al año.

La hipertensión arterial, la presencia de proteínas en orina, edema, reducción frecuente de glucosa en la sangre, reducción de los requerimientos de la insulina y la aparición de la enfermedad diabética del ojo (retinopatía diabética) son indicios importantes del daño renal en la diabetes. Ten cuidado con estas peligrosas señales y consulta a un doctor.

Para prevenir la nefropatía diabética, todos los diabéticos deberán de controlar la diabetes meticulosamente, mantener la presión arterial por debajo de 130/80 mmHg (los IECA o ARAII son los medicamentos antihipertensivos de elección), reducir la cantidad de proteínas en la dieta y el control de lípidos.

3. Cuidados en pacientes hipertensos

La hipertensión arterial es la segunda causa más común de la enfermedad renal crónica, y se puede prevenir. Muchas personas con presión arterial alta no presentan síntomas, muchos pacientes con hipertensión arterial toman tratamiento de manera irregular o interrumpen el tratamiento. Algunos pacientes abandonan el tratamiento ya que se sienten más cómodos sin medicamentos, pero esto es peligroso. El descontrol de la hipertensión puede conducir a un grave problema como la enfermedad renal crónica, cardiopatía isquémica o un evento vascular cerebral.

Para prevenir la enfermedad renal crónica todos los pacientes hipertensos deberán de tomar medicamentos regularmente, tomar la presión arterial de manera regular e ingerir una dieta adecuada con restricción de sal. El objetivo de la terapia será mantener la presión arterial menos de 130/80 mmHg. Para un diagnóstico temprano de daño renal, todos pacientes hipertensos deberán realizar un examen de orina y creatinina a nivel sanguíneo cada año.

4. Cuidados en la enfermedad renal crónica

La enfermedad renal crónica es una enfermedad incurable. Pero un diagnostico temprano y restricciones dietéticas en conjunto con un tratamiento adecuado retrasa el progreso y pospondrá la etapa de diálisis y trasplante de riñón.

Llevar un adecuado control de la hipertensión arterial es la medida más eficaz para prevenir la progresión de la insuficiencia renal crónica.

Es altamente recomendable mantener la presión arterial en 130/80 mmHg o por debajo de este nivel. La mejor manera de lograr el control erfecto es monitorear la presión arterial en casa de manera regular, anteniendo una grafica la cual será de mucha ayuda para que el doctor ajuste la medicación para la hipertensión arterial.

En pacientes con enfermedad renal crónica (ERC), factores tales como la hipotensión, deshidratación, obstrucción del tracto urinario, sepsis, ármacos nefrotoxicos etc. deben ser identificados, el tratamiento portuno de estos factores conduce a una mejoría de la función renal, incluso en enfermedad renal crónica (ERC).

5. Diagnóstico y tratamiento temprano de la enfermedad renal poliquística

La enfermedad poliquística autosómica dominante, es el trastorno hereditario mas común y grave del riñón, representando del 6-8% de pacientes en diálisis.

Un adulto con antecedentes familiares de enfermedad renal poliquística esta en alto riesgo y deberá ser considerado para la detección y revisión mediante un ultrasonido, para el diagnostico temprano de la enfermedad. La enfermedad renal poliquística no tiene cura pero si las medidas de cómo controlar la presión arterial, infecciones de las vías urinarias, restricciones dietéticas y un tratamiento de apoyo que ayuda al control de los síntomas, previene complicaciones y retrasa el ritmo de disminución de la función renal.

6. Diagnóstico temprano y tratamiento de infección del tracto urinario en niños

La infección en tracto urinario (ITU) se debe de esperar cada vez que un niño presente fiebre inexplicablemente, necesidad frecuente de orinar, dolor y ardor al orinar, pérdida de apetito o pérdida de peso.

Es importante recordar que cada infección del tracto urinario, especialmente con fiebre tiene un riesgo de daño renal, especialmente si no se diagnostica, si recibe tratamiento tardío o incompleto. El daño incluye cicatrices, retraso en el desarrollo renal, hipertensión arterial y falla renal posteriormente.

Por esta razón las infecciones del tracto urinario en los niños no solo necesitan un diagnóstico y tratamiento temprano, sino también una cuidadosa evaluación para identificar las anormalidades predisponentes o factores de riesgo para infección de tracto urinario. El reflujo vesicoureteral (RVU) es la causa predisponente más común, se encuentra presente en el 50% de los pacientes con infecciones de tracto urinario durante la niñez. Es obligatorio tener un adecuado seguimiento de los niños con infección de tracto urinario.

7. Infecciones de tracto urinario recurrentes en adultos

En todos los pacientes con infección de tracto urinario recurrente o respuesta inadecuada a tratamiento indicado requieren identificar los factores predisponentes. Hay algunas causas sobresalientes (ej. Obstrucción del tracto urinario, litiasis renal, etc.) que tienen riesgo de causar daño renal si no son tratadas. Así que el diagnóstico temprano y tratamiento de las mismas es muy importante.

8. Tratamiento adecuado de litiasis renal o hiperplasia prostática benigna

Un gran número de pacientes con litiasis renal son asintomáticos y debido a esto no se dan cuenta del padecimiento, no diagnostican ni reciben tratamiento a tiempo. Muchos pacientes masculinos de edad avanzada con hiperplasia prostática benigna (HPB) no manifiestan sus síntomas por un largo periodo. La litiasis renal y la HPB pueden causar daño al riñón. Un seguimiento adecuado y tratamiento oportuno ayudara a proteger el riñón.

9. No ignorara la hipertensión en personas jóvenes

La hipertensión arterial en jóvenes no es común y casi siempre es necesaria la búsqueda de una causa secundaria. La enfermedad renal es una de las causas más comunes de hipertensión arterial severa en jóvenes. En cada uno de los pacientes jóvenes con diagnóstico de hipertensión arterial es obligatorio realizar una evaluación adecuada para hacer diagnóstico temprano de enfermedad renal y dar tratamiento adecuado para proteger el riñón.

10. Tratamiento temprano en daño renal agudo

Las causas importantes de daño renal agudo (rápida disminución de la función renal) como diarrea, vómito, malaria, hipotensión, sepsis, algunas drogas (inhibidores de ECA, AINES), etc., requieren un diagnóstico temprano y tratamiento adecuado para prevenir la falla renal.

11. Precauciones para el uso de medicamentos

Mantener en vigilancia. Muchos medicamentos que "no requieren prescripción médica" (principalmente analgésicos) tiene riesgo de causar daño renal, especialmente en la edad avanzada. Algunos medicamentos son ampliamente anunciados, pero las consecuencias dañinas rara vez son comentadas. Se debe evitar el uso de medicamentos que no requieren prescripción médica como analgésicos (medicamentos para quitar el dolor) para dolor de cabeza o muscular. Evitar automedicación y medicamentos no necesarios. Los medicamentos que se toman por indicación médica y con supervisión del mismo son seguros. Hay una creencia errónea de que la medicina naturista (Medicina ayurvedica, hierbas chinas, etc.) y suplementos alimenticios no pueden causar ningún daño. Los metales pesados en la medicina ayurvedica (medicina tradicional china) pueden causar daño renal.

12. Cuidados de un riñón único

Las personas con un solo riñón pueden tener una vida normal y sana. Porque ellos no necesitan tener un par de riñones(o segundo riñón), solo tener ciertas precauciones.

El paciente debe mantener un adecuado control de la presión arterial, ingerir adecuada cantidad de líquidos, mantener una dieta sana, restringir la ingestión de sal, evitar dieta alta en proteínas y evitar causas de daño renal. El cuidado más importante será tener un chequeo médico de manera regular. Deberá acudir a consulta con el médico una vez al año para monitorizar la función renal, revisar su presión arterial, realizar un examen general de orina, examen sanguíneo general y un ultrasonido renal en caso necesario.

Seccion 2

Principales Enfermedades Renales y su Tratamiento

- Prevención, diagnostico y tratamiento de la insuficiencia renal.

- Información básica sobre la diálisis.

- Información básica del trasplante renal.

- Información importante sobre las principales enfermedades renales.

- Selección y cuidados de la dieta de pacientes con enfermedad renal.

Capitulo 8

Que es la Falla Renal?
Jonathan Chavez-Iñiguez, MD

Las mayores funciones de un riñón son filtrar y excretar productos de desecho, remover el exceso de fluido del cuerpo y mantener los electrolitos así como el balance acido base. La reducción en la habilidad del riñón en proporcionar estas funciones se conoce como falla renal.

Como diagnosticar la falla renal?

Los niveles sanguíneos de creatinina y urea reflejan la función del riñón. Un incremento en su valor sugiere una reducción en la funcionamiento de ambos riñones. Es importante recordar que un incremento muy leve dc creatinina sérica refleja una disminución significativa en la función renal. Si el valor de la creatinina sérica es de 1.6 mg/dL, sugiere una perdida de mas del 50% de la función renal.

Puede la falla de un riñón llevar a falla renal?

No. La falla o retiro de uno de los dos riñones no afecta la función renal en general, porque el otro riñón sano lleva acabo la carga de trabajo de ambos riñones.

Dos tipos en general de falla renal

Falla renal aguda y enfermedad renal crónica (falla renal crónica).

Falla Renal Aguda

En la falla renal aguda (previamente conocida como falla renal aguda – FRA y recientemente nombrado daño renal agudo-DRA), la función del riñón es reducida o perdida por un corto periodo de tiempo por una variedad de insultos al cuerpo. Este tipo de falla renal es usualmente temporal. Con un adecuado tratamiento la función renal regresa ala normalidad en la mayoría de los pacientes.

**Falla renal significa la perdida de función
de ambos riñones.**

Enfermedad Renal Crónica

La perdida de la función renal gradual progresiva e irreversible por algunos meses a años es llamada enfermedad renal crónica (previamente conocida como falla renal crónica-FRC). En esta enfermedad no curable, la función del riñón se reduce lenta y continuamente. Después de un periodo largo de tiempo la función del riñón se reduce hasta que no trabaja mas , casi completamente. Este estado tan avanzado y mortal de la enfermedad se conoce como estadio final de la enfermedad renal-EFER (o enfermedad renal crónica estadio final-ERCEF)

**Cuando la falla renal es diagnosticada,
mas del 50% de la función renal se ha perdido.**

Capitulo 9

Falla Renal Aguda
Jonathan Chavez-Iñiguez, MD

Que es falla renal aguda?

En la falla renal aguda (daño renal agudo o falla renal aguda-FRA) la reducción o perdida de las funciones renales ocurre en un corto periodo de tiempo (horas, días o semanas) y es temporal, y usualmente reversible.

Que causa falla renal aguda?

La falla renal aguda pude ocurrir por muchas causas. Algunas importantes son:

1. Reducción de aporte sanguíneo a los riñones: deshidratación severa por diarrea, perdida sanguínea, quemaduras o disminución en la presión arterial por múltiples razones.

2. Infecciones severas, enfermedades serias o posterior a operaciones mayores.

3. Bloqueo abrupto del paso de la orina: piedras renales es la causa mas común de obstrucciones urinarias.

4. Otras causas importantes: malaria Falciparum, leptospirosis, mordedura de serpiente, algunas enfermedades renales, embarazo, complicaciones y efectos secundarios de medicamentos (AINEs, aminoglucosidos, radio contraste, etc.)

Síntomas de falla renal aguda

En falla renal aguda, la función renal se empeora en un periodo corto de tiempo, llevando a una rápida acumulación de productos de desecho y alteraciones en el balance electrolítico y de fluidos. Debido a la interrupción abrupta de la función renal, el paciente desarrolla síntomas

---

Falla renal aguda es la perdida rápida y usualmente temporal de las funciones renales.

tempranos y significativos. Falla renal aguda es la perdida rápida y usualmente temporal de las funciones renales.

Los tipos de síntomas y su severidad difieren de paciente a paciente.

1. Síntomas por la condición primaria (diarrea, perdida sanguínea, fiebre, escalofríos, etc.) que causo la falla renal.

2. Disminución del gasto urinario (aunque el volumen urinario permanece normal en algunos pacientes). La retención de fluidos causa edema de tobillos o pies y ganancia de peso.

3. Perdida del apetito, nausea, vómitos, hipo, fatiga, letargia y confusión.

4. Síntomas severos y mortales como incapacidad para respirar, dolor de pecho, convulsiones o coma, vómitos con sangre y ritmos cardiacos anormales por potasios altos.

5. En el estadio temprano de falla renal aguda algunos pacientes no tienen síntomas y la enfermedad es detectada accidentalmente cuando las pruebas sanguíneas se realizan por otra razón.

Diagnostico de falla renal aguda

Muchos pacientes con falla renal aguda tienen síntomas no específicos o están asintomáticos. Así que en pacientes que su enfermedad puede causar falla renal aguda o en casos en que se tenga la mas mínima duda por los síntomas, uno debe siempre sospechar e investigar falla renal aguda.

El diagnostico de falla renal aguda es confirmado por pruebas sanguíneas (aumento en creatinina y urea en sangre), mediciones de gasto urinario, pruebas urinarias y ultrasonido. En pacientes con falla renal aguda una historia clínica detallada, examinación e investigaciones diferentes se realizan para evaluar las causas, complicaciones y progresión de la enfermedad.

> **Los síntomas de falla renal aguda son por la enfermedad causante y la severidad de los problemas renales.**

Tratamiento de falla renal aguda

Con el manejo adecuado de la falla renal aguda esta puede ser curada completamente en muchos pacientes. Pero el retraso o la tratamiento inadecuado de la falla renal aguda pueden ser mortales.

Los síntomas de falla renal aguda son por la enfermedad causante y la severidad de los problemas renales.

Los pasos generales en el manejo de falla renal aguda son:

1. Corrección o tratamiento de la causa de falla renal aguda
2. Tratamiento con medicamentos y de soporte
3. Consejo nutricio
4. Diálisis

1. Corrección / tratamiento de la causa de la falla renal aguda

- Identificación y tratamiento de la causa desencadenante, es el aspecto mas importante en el manejo de falla renal aguda.
- Tratamiento especifico de la causa desencadenante como hipotensión, infección, obstrucción urinaria, etc. Es esencial para la recuperación de la falla renal.
- Ese tratamiento previene futuros daños al riñón y subsecuentemente permite su recuperación.

2. Terapia con medicamentos y de soporte

- La meta es dar soporte al riñón y prevenir o tratar alguna complicación.
- Tratamientos de infecciones y evitar drogas que sean toxicas o dañinas para el riñón (ejemplo. AINE).
- El uso de diuréticos: medicinas como furosemida ayuda a incrementar el volumen urinario, previene el edema y la dificultad de respirar.

En falla renal aguda, el riñón usualmente se recupera completamente con el tratamiento adecuado.

- En falla renal aguda, el riñón usualmente se recupera completamente con el tratamiento adecuado

  Tratamiento de soporte: los medicamentos que se dan para corregir la presión arterial baja alta, controlar la nausea y vomito, controlar el potasio sérico, reducir la dificultad para respirar y controlar convulsiones.

3. Consejo nutricio

- restricción adecuada de la dieta previene o reduce síntomas o complicaciones de la falla renal aguda.

- Medición de la ingesta de fluidos. La ingesta de fluidos diaria debe ser planeada, teniendo en mente el volumen urinario y el estado de hidratación corporal. Usualmente la restricción de fluidos es necesaria para prevenir edema y complicaciones como dificultad para respirar.

- Restricción de la ingesta de potasio. Evitar las comidas ricas en potasio, ejemplo, frutas, jugos de frutas, frutas secas, etc. Para prevenir potasio altos en sangre (hipercalemia), la que es una complicaciones que amenaza la vida de la falla renal aguda.

- Restricción de la ingesta de sal. La restricción de sal ayuda a evitar la sed, edema y complicaciones como presión arterial alta y dificultad para respirar.

- Proveer adecuada nutrición y aporte calórico suplementario.

4. Diálisis

  El reemplazo de la función renal por diálisis (riñón artificial) puede ser necesario en algunos pacientes con falla renal aguda hasta que los riñones recuperen su función.

En falla renal aguda el tratamiento temprano y adecuado puede recuperar el riñón sin necesidad de diálisis.

Que es diálisis?

Diálisis es el proceso artificial que replica las funciones del riñón dañado. Ayuda a mantener la vida en personas con falla renal severa. Las funciones mas importantes de la diálisis son remoción de desechos, exceso de fluidos y corrección de las alteraciones en electrolitos y acido base. En general hay dos tipos de diálisis, hemodiálisis y diálisis peritoneal.

En falla renal aguda el tratamiento temprano y adecuado puede recuperar el riñón sin necesidad de diálisis.

Cuando se necesita la diálisis en falla renal aguda?

La diálisis se necesita en algunas personas con formas severas de falla renal aguda, cuando los síntomas y complicaciones de la falla renal aguda incrementan a pesar de un manejo conservador adecuado. La diálisis mantiene buena salud a pesar de un falla renal severa. La sobrecarga de fluidos severa, hipercalemia incontrolable, acidosis severa, son las indicaciones mas comunes para diálisis en falla renal aguda.

Por cuanto tiempo se necesita el tratamiento de diálisis en falla renal aguda?

- Ciertos pacientes con falla renal aguda necesitan soporte de diálisis temporal (hemodiálisis o diálisis peritoneal) hasta que la función renal se recupere.
- Los pacientes con falla renal aguda usualmente se recuperan durante 1-4 semanas, mientras necesitan soporte con diálisis.
- Una vez que se necesita diálisis y subsecuentemente será un tratamiento permanente es un concepto erróneo en falla renal aguda. El retraso al inicio de diálisis por el miedo de ser un procedimiento

> **La necesidad de diálisis es solo por algunos días, pero el retraso en el inicio de diálisis puede atentar contra la vida.**

permanente puede ser una situación que atente contra la vida en la falla renal aguda.

Prevención de falla renal aguda

- El tratamiento temprano de las causas potenciales y el monitoreo frecuente en la función renal en estos pacientes.

- Prevención de la hipotensión y su pronta corrección.

- Evitar drogas nefrotóxicas y tratar las infecciones y el volumen urinario bajo rápidamente.

> **El tratamiento oportuno de sus causas, puede prevenir la falla renal aguda.**

Capitulo 10

Enfermedad Renal Cronica : Causas
Jonathan Chavez-Iñiguez, MD

De las diferentes enfermedades del riñón, la enfermedad renal crónica (ERC) es una temida enfermedad de la que la ciencia medica no tiene remedio. La enfermedad renal crónica y falla renal están aumentando con alarmante frecuencia por todo el mundo. 1 persona de cada 10 tiene alguna forma de enfermedad renal. La alta prevalencia de diabetes, hipertensión, obesidad, tabaquismo y colesterol alto son las mayores razones que explican esta alta incidencia de ERC.

Que es enfermedad renal crónica?

La perdida de la función renal gradual y permanente en el trascurso de meses a años es llamada enfermedad renal crónica (ERC). La elevación de la creatinina en la sangre, y ambos riñones pequeños y contraídos, son características de ERC.

Falla renal crónica (FRC) es un termino popular antiguamente utilizado que es casi sinónimo de ERC.ERC es un mejor termino, ya que la palabra falla renal crea una impresión errónea de que los riñones han detenido completamente su trabajo. En la mayoría de los casos de ERC esto no es cierto. Casi todas las personas que tienen ERC existe una reducción leve o moderada de la función renal, pero, los riñones no han "fallado".

Que es el estadio final de la enfermedad renal?

El estado avanzado de enfermedad renal crónica (ERC estadio 5) es también referido a falla renal, el estadio final de la enfermedad renal (EFERC). En el estadio final de la enfermedad renal hay una completa o casi completa perdida de la función renal. El estadio final de la

---

La enfermedad renal crónica es la perdida de la función renal gradual, progresiva y permanente.

---

enfermedad renal crónica ocurre como la ERC empeora al punto que la función renal es menor al 10% de lo normal. El estadio final de la enfermedad renal es irreversible. No se puede controlar únicamente con manejo conservador, y requiere diálisis o trasplante renal para el mantenimiento de la vida.

Que causa enfermedad renal crónica?

Muchas condiciones pueden causar daño permanente al riñón. Pero las dos causas mas comunes de enfermedad renal crónica son diabetes e hipertensión. Son responsables de dos terceras partes de los casos de ERC.

Causas importantes de ERC son:

1. Diabetes. Diabetes es la causa mas común de falla renal, responsable de cerca del 35-40% de la enfermedad renal crónica. Rigurosamente la tercera parte de las personas con diabetes están en riesgo de contraer enfermedad renal crónica!

2. Presión arterial alta. La presión alta pobremente controlada es una de las causas lideres de ERC responsable de cerca del 30% de todas las enfermedades renales crónicas. Cualquiera que sea la causa de ERC, la presión arterial alta definitivamente causa daño adicional a la función renal.

3. Glomerulonefritis. Este padecimiento es la tercera causa de enfermedad renal crónica.

4. Enfermedad renal poliquística. Es la causa mas común hereditaria de ERC caracterizada por múltiples quistes en ambos riñones.

Las dos causas mas comunes de enfermedad renal crónica son diabetes y presión arterial alta.

> **Las dos causas mas comunes de enfermedad renal crónica son diabetes y presión arterial alta.**

5. Otras causas: envejecimiento de los riñones, estenosis de la arteria renal (estrechamiento), bloqueos del flujo de la orina por piedras o una próstata crecida, daño renal inducido por drogas o toxinas, infecciones renales recurrentes en niños y nefropatía por reflujo.

> **el envejecimiento, la obstrucción urinaria, infecciones y substancias tóxicas pueden dañar los riñones.**

Capitulo 11

Enfermedad Renal Cronica: Sintomas y Diagnostico

Jonathan Chavez-Iñiguez, MD

En la enfermedad renal crónica (ERC), el tiempo que toma para la perdida de función renal es de meses a años y por lo tanto el cuerpo se adapta a los efectos dañinos de la ERC. Adicionalmente, el riñón tiene una remarcable capacidad para compensar los problemas en su función. Por esta razón la mayoría de personas con enfermedad renal crónica no muestran síntomas hasta que la función renal esta severamente disminuida.

Los riñones desempeñan muchas funciones diferentes (remoción de productos de desecho y exceso de fluidos, control de la presión arterial, balance químico, producción de eritrocitos, etc.) para el cuerpo. Por eso, depende de la extensión de las alteraciones en las funciones de riñón sus problemas clínicos y síntomas que difieran ampliamente en las personas con ERC.

Que son los síntomas de la enfermedad renal crónica?

Los síntomas de la enfermedad renal crónica varían por la severidad de la enfermedad. Para el entendimiento y estrategias de mejor manejo, la ERC se divide en 5 estadios en base al valor de la tasa de filtrado glomerular (TFG). La TFG refleja que tan bien filtra un riñón los productos de desecho de la sangre, puede ser estimado por el valor de la creatinina en una prueba sanguínea. La TFG es un método preciso para la función renal y su valor normal es mayor a 90 ml/min.

> **En los estadios tempranos de ERC la mayoría de las personas no tienen síntomas.**

Estadio	Estadio 1	Estadio 2	Estadio 3	Estadio 4	Estadio 5
	normal TFG	leve ERC	moderada ERC	severa ERC	Estadio final ERC
TFG	>90 ml/min	60-89 ml/min	30-59 ml/min	15-29 ml/min	<15 ml/min

ERC estadio 1 (función renal de 90-100%)

El estadio mas temprano y asintomático de la ERC, sin daño renal (creatinina sérica normal). El estadio1 de la ERC puede ser detectado solamente con mediciones rutinarias de laboratorio o diagnósticos incidentales al evaluar otra enfermedad. Las pistas de la ERC estadio 1 puede ser la perdida de proteínas por la orina, daños estructurales evidenciados en rayos X, ultrasonido, IRM o TAC, o una historia familiar de enfermedad poliquística renal.

ERC estadio 2 (función renal de 60-89%)

ERC leve. Los pacientes pueden ser asintomáticos pero las pistas de ERC estadio 2 pudiera ser nicturia, presión arterial elevada, anormalidades urinarias y creatinina sérica normal o levemente elevada.

ERC estadio 3 (función renal de 30-59%)

ERC moderada. Los pacientes suelen ser asintomáticos o levemente sintomáticos, puede haber alteraciones urinarias y elevaciones de creatinina.

ERC estadio 4 (función renal de 15-29%)

ERC severa. En el estadio 4 de la ERC hay una gran variedad de síntomas variando de formas leves vagas y no especificas a síntomas severos. Casi siempre dependen de la causa desencadenante de la falla renal y sus malestares asociadas.

La presión arterial alta severa e incontrolada a una edad joven es una presentación común de ERC.

ERC estadio 5 (función renal menor de 15%)

Fala renal muy severa o estadio final. En estadio 5 de la ERC hay una variedad de síntomas variando de leves a severos que pueden poner en peligro la vida. En este estadio, se necesitan una prescripción rigurosa de medicamentos, los signos y síntomas de falla renal se incrementan en la mayoría de los pacientes y se necesitan diálisis o trasplante renal.

Síntomas comunes de enfermedad renal son

- perdida del apetito, nausea y vomito.

- Debilidad, fatiga y perdida e peso.

- Hinchazón (edema) en las piernas, manos, cara y alrededor de los ojos.

- Presión arterial alta, especialmente en edades tempranas o hipertensión severa e incontrolable.

- Palidez causada por anemia secundaria a una disminución en la producción de eritropoyetina por el riñón.

- Problemas para dormir, falta de concentración y mareos.

- Comezón , calambres o falta de descanso.

- Dolor en la espalda justo debajo de las costillas.

- Urgencia para pasar orina mas de lo ordinario, especialmente en la noche (nicturia)

- Dolor en los huesos y fracturas en adultos y retraso de crecimiento en niños por una disminución en la producción de forma activa de la vitamina D por el riñón.

- Disminución del interés sexual y disfunción eréctil en hombres y alteraciones menstruales en mujeres.

La ERC es una importante causa de hemoglobina baja que no responde a tratamiento.

- Enfermedad renal esta ampliamente relacionada con un marcado incremento en las muertes cardiovasculares.

Cuando sospechar de ERC en una persona que tiene presiona arterial alta?

En personas con presión arterial alta (hipertensión) sospecha de ERC si:

- La edad es menor de 30 o mas de 50 al momento del diagnostico de hipertensión.
- Si la presión arterial es muy alta al momento del diagnostico (ejemplo, mas de 200/120 mm/Hg).
- Presión arterial alta severa e incontrolable a pesar de un tratamiento regular.
- Problemas de visión por hipertensión.
- Presencia de proteínas en la orina.
- La hipertensión esta asociada con síntomas sugerentes de ERC como la presencia de edema, perdida del apetito, debilidad, etc.

Cuales son las probables complicaciones del estadio avanzado de enfermedad renal crónica?

La falla renal severa progresiva en ERC puede llevar a una complicación que amenaza la vida. Las complicaciones potenciales son:

- Dificultad severa para respirar y dolor de pecho por una marcada retención de fluidos, especialmente en los pulmones (edema pulmonar), y presión arterial muy alta.
- Nausea y vomito severos.
- Debilidad severa.

**Debilidad, perdida del apetito, nausea
y edema son síntomas tempranos comunes de ERC.**

- Complicaciones del sistema nervioso central: confusión, sueño extremo, convulsiones y coma.

- Niveles altos de potasio en la sangre (hipercalemia), que pueden impedir la habilidad del corazón para realizar su trabajo. Esto puede ser mortal.

- Pericarditis, una inflamación del saco que recubre el corazón (pericardio).

Diagnostico de enfermedad renal crónica

La enfermedad renal crónica usualmente no muestra síntomas en sus estadio tempranos. Solo los exámenes de laboratorio pueden detectar algún problema en desarrollo. Ordena exámenes de laboratorio en personas que sospeches de ERC basado en la historia clínica o de rutina en personas de alto riesgo para enfermedad renal crónica. Hay tres simples estudio de escrutinio para enfermedad renal crónica son la presión arterial, examen de orina y creatinina sérica.

1. Hemoglobina

En el examen sanguíneo de una persona con ERC la hemoglobina es usualmente baja. La hemoglobina baja (anemia) es debida a una disminución en la producción de eritropoyetina por el riñón.

2. Examen de orina

La presencia de albumina o proteínas en la orina (llamada albuminuria o proteinuria) es un signo temprano de enfermedad renal crónica. Hasta cambios leves de albumina en la orina, llamado microalbuminuria, puede ser el signo temprano de enfermedad renal crónica en diabéticos. La presencia de proteínas en orina puede ser por fiebre o ejercicio intenso. Por lo tanto, es mejor excluir otras causas de proteinuria antes de imponer el diagnostico de ERC.

**Tres simples estudios pueden salvar tus riñones.
Mide la presión arterial, proteínas en orina y TFG.**

---

3. Creatinina sérica, nitrógeno ureico sanguíneo y TFG.

Estos son pruebas sanguíneas simples y ampliamente utilizadas para monitorizar y diagnosticas falla renal. Con el empeoramiento de la función renal, el valor de la creatinina y urea se incrementan. La monitorización de la creatinina ayuda a estimar la progresión y la respuesta a tratamiento en ERC.

El nivel de creatinina sanguíneo es una guía fácil dela función renal, pero estimar la tasa de filtración glomerular (TFGe) es una medición mas precisa.

La TFGe detecta enfermedad renal crónica en sus estadio mas tempranos y es mas confiable que la simple creatinina sola. La TFG se calcula en base a la edad, sexo y nivel de creatinina sérica. La TFGe es una prueba útil en el diagnostico y monitoreo de la progresión de la ERC. En base a la TFGe , la ERC se divide en 5 estadios. Estos estadio han sido útiles para recomendar pruebas adicionales y sugerencias para manejo apropiado.

4. Ultrasonido del riñón

Ultrasonido es un estudio simple y muy efectivo en el diagnostico de enfermedad renal crónica. Riñones pequeños son diagnostico de enfermedad renal crónica. Pero, riñones normales o hasta grandes pueden ser encontrados en ERC causada por enfermedad poliquística del adulto, nefropatía diabética y amiloidosis. El ultrasonido se utiliza para diagnosticar ERC secundaria a obstrucción urinaria o piedras renales.

5. Otros estudios

La ERC es causada por distintas alteraciones que afectan la función renal. Para evaluar estas alteraciones diferentes pruebas pueden ser

---

Riñones pequeños y contraídos, vistos en ultrasonido, son el signo clásico de enfermedad renal crónica.

utilizadas. Frecuentemente se realizan diferentes pruebas sanguíneas en pacientes con ERC como de electrolitos y estados acido base (sodio, potasio, magnesio, bicarbonato), pruebas para anemia (hematocrito, ferritina, saturación de transferrina, sangre periférica), pruebas para la enfermedad ósea (calcio, fosforo, fosfatasa alcalina, hormona paratiroidea), otras pruebas generales (albumina sérica, colesterol, triglicéridos, glucosa sanguínea y hemoglobina glucosilada A1c) y Electrocardiograma y ecocardiografía.

Cuando un paciente con ERC debe contactar un doctor ?

Los pacientes con ERC deben contactar un doctor inmediatamente si el o ella desarrollan:

- Ganancia de peso rápida e inexplicable, marcada reducción en el volumen urinario, hinchazón que se empeora, empeoramiento de la respiración o dificultad respiratoria cuando se recuesta en la cama.

- Dolor en pecho, frecuencia cardiaca lenta o muy rápida.

- Fiebre, diarrea severa, perdida del apetito severa, vómitos severos, sangre en el vomito o perdida de peso inexplicable.

- Debilidad muscular severa de reciente origen.

- Desarrollo de confusión, somnolencia y convulsiones.

- Empeoramiento de un control de presión arterial bien controlado.

- Orina roja o sangrado excesivo.

Fiebre, desarrollo de nuevos síntomas o rápido empeoramiento de los síntomas renales necesitan atención urgente.

Capitulo 12

Enfermedad Renal Cronica: Tratamiento
Jonathan Chavez-Iñiguez, MD

Las tres opciones de tratamiento en enfermedad renal crónica son el manejo medico, diálisis y trasplante.

- Todos los pacientes con enfermedad renal crónica deben ser tratados inicialmente con manejo medico (medicamentos, dieta y monitoreo)
- El daño severo en enfermedad renal crónica (estadio final de la enfermedad renal) requiere reemplazo de función renal por diálisis o trasplante.

Manejo Medico

Porque le manejo medico es muy importante en ERC?

No hay cura para la enfermedad renal crónica. La ERC avanzada necesita diálisis o trasplante renal para mantener la vida. Debido a los altos costos y problemas de disponibilidad, en India solo el 5%-10% de los pacientes tienen tratamiento como diálisis o trasplante renal, mientras el resto mueren sin recibir ningún tratamiento definitivo. Por lo que la detección temprana y el manejo medico conservador meticuloso es la única manera factible y menos costosa de tratar la ERC y retardar la necesidad de diálisis o trasplante.

Porque muchas personas con ERC no obtienen beneficio de un manejo medico de ERC?

El inicio de terapia adecuada en estadios tempranos de enfermedad renal crónica es deseable. La mayoría de los pacientes son asintomáticos o se sienten muy bien con el tratamiento adecuado en estadios tempranos de enfermedad renal crónica. Por la ausencia de síntomas muchos pacientes y sus familias fallan en reconocer la seriedad de la enfermedad y descontinúan la medicina y las restricciones dietéticas. La descontinuación de la terapia lleva a un rápido deterioro de la falla renal. Esos pacientes en un corto tiempo necesitaran de un tratamiento

---

En la ERC el tratamiento medico temprano puede llevar a los pacientes a una vida larga.

---

mas caro como diálisis o trasplante renal.

Cuales son los objetivos del manejo medico en ERC?

La enfermedad renal crónica es una condición progresiva y deteriorante sin cura. Los objetivos del manejo medico son:

1. Enlentecer la progresión de la enfermedad.
2. Tratar las causas o factores contribuyentes.
3. Aliviar los síntomas y tratar las complicaciones de la enfermedad.
4. Reducir el riesgo de desarrollar enfermedad cardiovascular.
5. Retardar la necesidad de diálisis o trasplante.

Cuales son las diferentes estrategias de tratamiento en los diferentes estadios de la ERC?

Las estrategias de tratamiento y las acciones de recomendación en los diferentes estadios de la enfermedad renal crónica se sintetizan en la tabla.

Estadio	Acción recomendada
Todos los estadios	- Seguimiento regular y monitoreo- Cambios al estilo de vida y recomendaciones generales
1	- Diagnosticar / tratar para enlentecer la progresión- Educar al paciente en el manejo de la enfermedad- Tratar las condiciones comorbidas, reducir el riesgo de enfermedad cardiovascular
2	- Estimar la progresión ; tratar las condiciones comorbidas
3	- Evaluar / tratar las complicaciones ; referencia al nefrólogo
4	- Educar al paciente en las opciones de reemplazo renal, preparar para terapia de reemplazo renal
5	- Terapia de reemplazo renal por diálisis o trasplante

> **La enfermedad renal crónica no es curable, pero el tratamiento temprano es el mas beneficioso.**

Nueve pasos en el plan de acción del manejo medico de la ERC

1. Manejo de la etiología primaria

Identificar y tratar la condición primaria que se mencionan abajo. Esto puede retardar, prevenir, o revertir la progresión de ERC.

- Diabetes mellitus e hipertensión

- Infecciones de tracto urinario y obstrucción

- Glomerulonefritis, enfermedad renovascular, nefropatía por analgésicos, etc.

2. Estrategias que enlentecen la progresión de ERC

En la enfermedad renal crónica es importante y efectivo las medidas para enlentecer la progresión de la enfermedad renal, como:

- Control estricto de la presión arterial y terapia con inhibidores de ECA o bloqueadores de los receptores de angiotensina II

- Restricción de proteínas

- Terapia para disminuir los lípidos y corrección de la anemia

3. Tratamiento de soporte y sintomático

- Diuréticos para incrementar el volumen de la orina y reducir la hinchazón

- Tratamiento para control de nausea, vómitos y malestar gástrico.

- Suplementar con calcio, ligadores de fosfatos, formas activas de vitamina D y otras drogas para prevenir y corregir las alteraciones asociadas a los huesos en ERC

- Corrección de hemoglobinas bajas (anemia) con hierro, vitaminas y inyecciones especiales de eritropoyetina

---

En ERC el tratamiento de las causas desencadenantes retarda la progresión de la ERC.

- Prevención de los eventos cardiovasculares. Comenzar aspirina diaria si no esta contraindicada

4. Manejo de los factores reversibles

Busca y trata los factores reversibles que agravan o exacerban el grado de falla renal. La corrección de los factores reversibles en falla renal puede hacer que mejore, y la función renal pueda retornar a la función basal. Las causas reversibles comunes son:

- Depleción de volumen
- Falla renal por drogas (antiinflamatorios no esteroideos- AINEs, agentes de contraste, antibióticos aminoglucosidos)
- Infecciones y falla cardiaca congestiva

5. Identifica y trata las complicaciones

las complicaciones de la ERC requieren diagnostico temprano y tratamiento inmediato. Las complicaciones comunes que necesitan atención son: sobrecarga de fluidos, niveles altos de potasio en sangre (potasio >6.0 mEq /L) , y los efectos dañinos de la falla renal severa en corazón, cerebro y pulmones.

6. Modificaciones en el estilo de vida y medidas generales

estas medidas son importantes porque reducen el riesgo en general:

- no fumar
- mantener un peso adecuado, ejercicio regular y mantener actividad física en cosas regulares
- limitar la ingesta de alcohol
- seguir una comida sana y un plan de reducción de sal

El tratamiento de infecciones y de la depleción de volumen es muy importante en enfermedad renal crónica.

- tomar los medicamentos prescritos como se dictan. Ajustar dosis de medicinas considerando la función renal.
- Seguimiento regular y tratamiento dictado por el nefrólogo

7. Restricciones dietéticas

dependiendo el tipo de severidad de la enfermedad renal, las restricciones dietéticas se necesitan en ERC (discutido en detalle en capitulo 25).

- **Sal (sodio)**: para control de la presión arterial y del hinchazón, la restricción de sal es necesaria. La restricción de sal incluye: no agregar sal a las comidas en la mesa y evitar comidas ricas en sal como comida rápida, pepinillos y minimizar el uso de comidas enlatadas.
- **Ingesta de líquidos:** la disminución del volumen urinario en el paciente con ERC puede causar hinchazón y en casos severos dificultad para respirar. Por lo que la restricción de líquidos es importante en todos los pacientes con ERC e hinchazón.
- **Potasio**: los altos niveles de potasio son un problema común en pacientes con ERC. Puede tener serios efectos en la función del corazón. Para prevenir esto, restringe la dieta de comidas ricas en potasio (como frutas secas, agua de coco, papas, naranjas, plátanos, tomates, etc.) como lo valla recomendando el doctor.
- **Proteínas**: los pacientes con ERC deben evitar las dietas ricas en proteínas, porque su ingesta puede acelerar el grado de daño renal.

8. Preparación para terapia de reemplazo renal

- Protege las venas del brazo izquierdo (lado no dominante) tan pronto como se diagnostique la ERC.

En la enfermedad renal crónica la restricción de la dieta retarda la progresión y previene complicaciones.

- Nadie debe utilizar las venas del brazo izquierdo (la extremidad escogida) para tomar muestras de sangre, las infusiones IV o insertar líneas largas.

- Educar al paciente y sus familiar y prepararlos para la fistula AV, preferentemente 6 a 12 meses de anticipación a la necesidad de iniciar hemodiálisis.

- Administración de la vacuna de Hepatitis B en los estadios tempranos de la ERC reduce el riesgo de infección por Hepatitis B durante la diálisis o el trasplante. Cuatro dosis (0,1, 2 y 6 meses) de la vacuna de Hepatitis B recombinante, cada una de las dosis dobles deben de darse intramuscular en la región del deltoides.

- Educar para un plan de diálisis o trasplante renal. Entender y considerar los beneficios de un cuidad preventivo antes del trasplante. El cuidad preventivo del trasplante se refiere a recibir un riñón de donador vivo antes de iniciar diálisis.

9. Referir a un nefrólogo

Una persona con ERC necesita una pronta referencia a un nefrólogo. La referencia temprana la nefrólogo y la educación pre diálisis disminuye la morbilidad del paciente y la mortalidad. La referencia temprana reduce el riesgo de progresión a la etapa final de la enfermedad renal y por lo tanto, retarda la necesidad de iniciar la terapia de reemplazo renal.

Cual es el mas importante tratamiento para prevenir o retardar la progresión de ERC?

Cualquiera que sea la causa desencadenante de ERC, el control estricto de la presión arterial es el tratamiento mas importante para revenir la progresión de ERC. La presión arterial no controlada lleva a un rápido

---

En ERC proteger las venas del brazo no dominante evitando la toma de muestras sanguíneas o infusiones IV.

---

deterior de la ERC y complicaciones como ataques cardiacos y cerebrales.

Cuales drogas son utilizadas para control de la presión arterial alta?

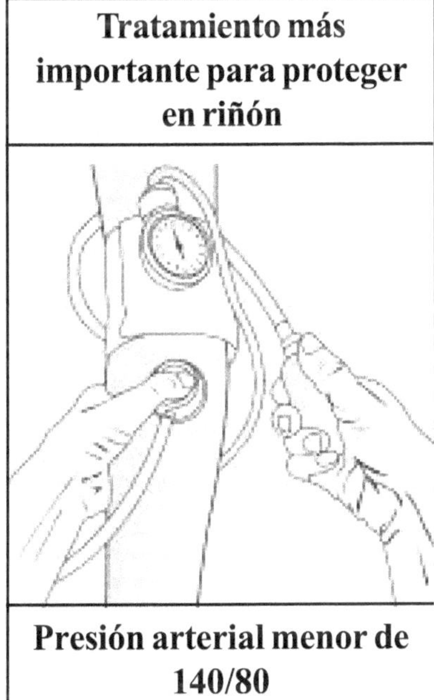

El nefrólogo o el clínico deben seleccionar el agente apropiado para el control de la presión arterial alta. La droga mas comúnmente usada son los inhibidores de la enzima convertidora de angiotensina (IECA), bloqueadores del receptor de angiotensina (ARA), bloqueadores de los canales de calcio, beta bloqueadores y diuréticos.

Los inhibidores de la iECA y ARA son recomendados de primera línea, reducen la presión arterial y tiene especialmente el efecto adicional de enlentecer la progresión de la enfermedad renal y por lo tanto, proteger el riñón.

Cual es la meta de control de la presión arterial en ERC?

La ERC puede causar y agravar la hipertensión. La cual contribuye a la progresión de la ERC. Asi que, siempre mantén la presión arterial por debajo de 130/80 mmHg.

Cual es mejor método para monitorizar la presión arterial en ERC?

Las visitas periódicas la doctor ayudan a conocer el estado de la presión arterial. Pero comprar un instrumento de medición de la presión arterial y usarlo con regularidad en casa es el mejor método para conocer y monitorizar la presión arterial en ERC. Mantener apuntes de presión arterial, el cual ayuda al doctor a ajustar las dosis y el tiempo de administración de los medicamentos.

Como los diuréticos ayudan a los pacientes con ERC ?

La disminución del volumen urinario en ERC pueden causar el hinchazón y dificultad para respirar. Las medicinas diuréticas son medicinas que ayudan a mantener volúmenes urinarios altos y reducir el hinchazón y la dificultad para respirar. Es importante recordar que estos medicamentos incrementan el volumen urinario pero no mejoran la función renal.

Porque` ocurre anemia en la ERC y como se trata?

Cuando la función del riñón es adecuada, ellos producen una hormona llamada eritropoyetina , la cual estimula a la medula ósea para producir glóbulos rojos. En la ERC la reducción de la función renal la producción de eritropoyetina también se reduce, lo que lleva a anemia.

Las tabletas de hierro, vitaminas y cuando se necesita hierro intravenoso son los primeros pasos para tratar anemia en ERC. La anemia severa, o anemia no respondedora a tratamiento, necesita inyecciones de eritropoyetina sintética, la cual ayuda a la medula ósea a producir las células que cargan oxigeno las células rojas. Las inyecciones de eritropoyetina son seguras, efectivas y el método mas preferido para tratar la anemia por ERC. Administrar sangre es un método rápido y efectivo de corregir la anemia en una situación de emergencia, pero no es el método preferido por el riesgo de infecciones y reacciones de alergia.

El control estricto (menor de 130/80) de la presión arterial, retarda el daño renal.

Porque la anemia en ERC necesita tratamiento?

Las células rojas cargan oxigeno de los pulmones a todas las partes del cuerpo la cual lleva energía para las actividades diarias y mantienen el corazón saludable. Anemia (baja hemoglobina) en ERC propicia fatiga, debilidad, tolerancia leve al ejercicio, dificultad para respirar, pulsaciones rápidas cardiacas, intolerancia al frio y dolor de pecho, por lo que, esto necesita rápido y apropiado tratamiento.

La corrección de la anemia mejora la calidad de vida y la función del corazón.

Capitulo 13

Dialisis

Jonathan Chavez-Iñiguez, MD

Cuando los riñones no funcionan, la diálisis es un procesos artificial por el cual los productos de desecho y el agua indeseada es removida del cuerpo. Es una terapia de reemplazo renal que salva vida en pacientes que tienen enfermedad renal crónica severa.

Como la diálisis ayuda a las personas que tienen falla renal severa ?

La diálisis ayuda al cuerpo desempeñando las siguientes funciones de un riñón fallido:

- Purificación de la sangre removiendo productos de desecho como creatinina, urea, etc.

- Remover exceso de fluidos y manteniendo el correcto balance de agua en el cuerpo.

- La corrección la desordenes químicos como de sodio, potasio y bicarbonato.

Aun así, la diálisis no puede hacer funciones de un riñón normal como mantener una hemoglobina normal por la producción de eritropoyetina y mantener unos huesos saludables.

Cuando se necesita la diálisis ?

Cuando los riñones reducen su función al 85-90% (estadio final de la enfermedad renal, EFERC), los riñones no son capaces de remover suficientemente bien los productos de desecho y fluidos del cuerpo y eso conlleva a síntomas como nauseas, vómitos, fatiga, hinchazón y dificultad para respirar. En este estadio de ERC la respuesta la manejo medico es inadecuada y el paciente necesita diálisis. Un paciente con

---

La diálisis es una modalidad de tratamiento rápido y efectiva en pacientes sintomáticos con falla renal severa.

ERC usualmente necesita diálisis cuando la creatinina sérica llega a los 8.0 mg/dL o mas.

La diálisis puede curar la ERC ?

No. La enfermedad renal crónica es una enfermedad incurable. El paciente con enfermedad renal en estadio final necesita tratamiento de diálisis de por vida, a menos que, opte por trasplante renal. Pero, el paciente con falla renal aguda necesita soporte de diálisis solo por un corto periodo de tiempo hasta que los riñones se recuperan.

Cuales son los tipos de diálisis ?

Hay dos tipos de diálisis, hemodiálisis y diálisis peritoneal.

Hemodiálisis: Hemodiálisis (HD) es el método mas comúnmente utilizado para tratar la falla renal en estadio final. Es un proceso que remueve los productos de desecho y el exceso de fluidos de la sangre utilizando un riñón artificial y una maquina de diálisis.

Diálisis peritoneal: diálisis peritoneal (DP) es un método efectivo para el tratamiento de la enfermedad renal crónica en estadio final. En la DP un tubo suave llamado catéter es insertado en el abdomen, por el catéter, la solución de diálisis es infundida a cavidad abdominal para remover los productos de desecho y el exceso de fluidos del cuerpo. La DP se realiza en casa, usualmente sin maquina.

Que factores determinan la selección de la modalidad de diálisis en pacientes con EFERC ?

Ambas modalidades, diálisis peritoneal y hemodiálisis son modalidades efectivas en pacientes con EFERC. No hay una sola modalidad efectiva para todos los pacientes. Después de considerar las ventajas y desventajas de cada modalidad de diálisis, la selección de HD o DP se

---

La diálisis no puede curar la falla renal, pero ayuda a mantener al paciente viviendo confortablemente a pesar de la falla renal.

hace en conjunto con el paciente, familia y nefrólogo. Los mayores factores que determinan esta selección son los costos, edad, estados comorbidos, distancia al centro de hemodiálisis, nivel de educación, dificultades físicas y la preferencia del paciente y estilo de vida. Por los bajos costos y su disponibilidad, la hemodiálisis es la preferida en por el gran numero de pacientes en India.

Los pacientes en diálisis necesitan restringir su dieta ?

Si. Las recomendaciones comunes en los pacientes en diálisis son restricciones de sodio, potasio, fosforo e ingesta de fluidos. Los pacientes en diálisis deben seguir su dieta, pero las restricciones disminuyen una vez iniciando diálisis en el paciente con ERC. La mayoría de los pacientes en diálisis se les recomienda consumir dieta alta en proteínas con adecuadas proteínas, vitaminas solubles en agua y minerales.

Cual es el 'peso seco' ?

La palabra peso seco es rutinariamente utilizada en el paciente en diálisis. Es el peso del paciente posterior a que el exceso de fluidos es removido en la diálisis. El valor del peso seco debe ser ajustado de vez en cuando ya que este cambia.

Hemodiálisis

Hemodiálisis (HD) es el método mas popular para tratar la enfermedad renal crónica en estadio final. En hemodiálisis la sangre es purificada con la ayuda de una maquina de diálisis y un dializador.

Como se hace la hemodiálisis ?

La mayoría de las hemodiálisis son realizadas en centros de diálisis, bajo el cuidado de doctores, enfermeras y técnicos en diálisis.

A pesar de haber iniciado diálisis, las restricciones en la dieta deben ser continuadas.

- Las maquinas de diálisis bombea 300 ml de sangre por minuto del cuerpo al dializador por unos tubos flexibles. La heparina es constantemente infundida para prevenir coágulos en la sangre.

- Los dializadores (riñón artificial) es un filtro especial el cual remueve fluidos y productos de desecho. El dializador purifica la sangre con la ayuda de una solución especial llamada dializante que es preparada por la maquina de diálisis.

- Una vez que la sangre es limpiada, la maquina la envía de vuelta al cuerpo.

- La hemodiálisis es llevada a cabo usualmente 3 veces a la semana y cada sesión dura cerca de 4 horas.

Como la sangre se saca a purificación y regresada al cuerpo en el proceso de hemodiálisis ?

Hay tres tipos de accesos vasculares, son: catéter venoso central, fistula arteriovenosa (AV) nativa e injerto sintético.

Acceso vascular para hemodiálisis		
Vena subclavia derecha	Vena yugular derecha	Vena femoral izquierda

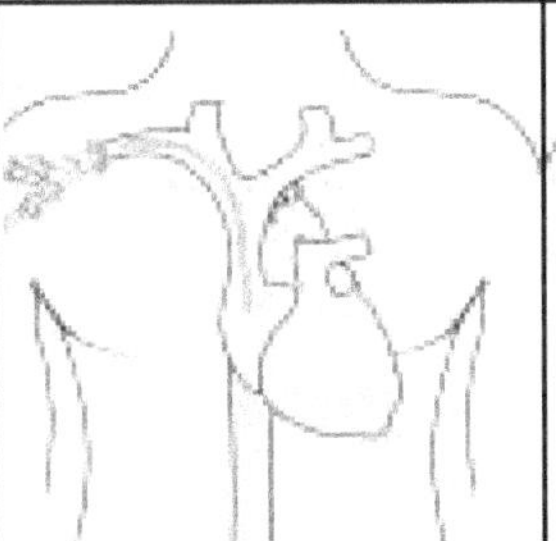

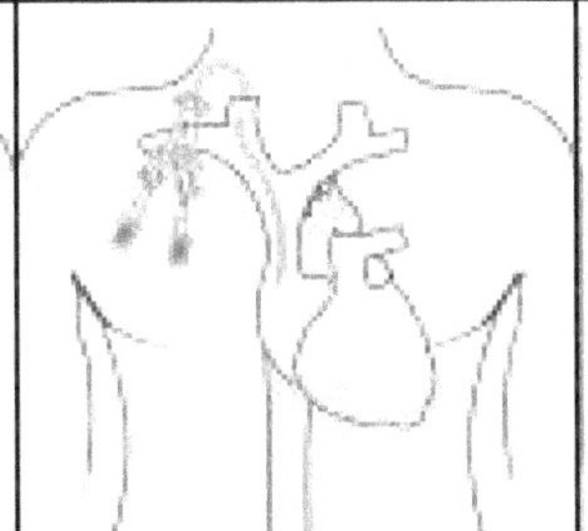

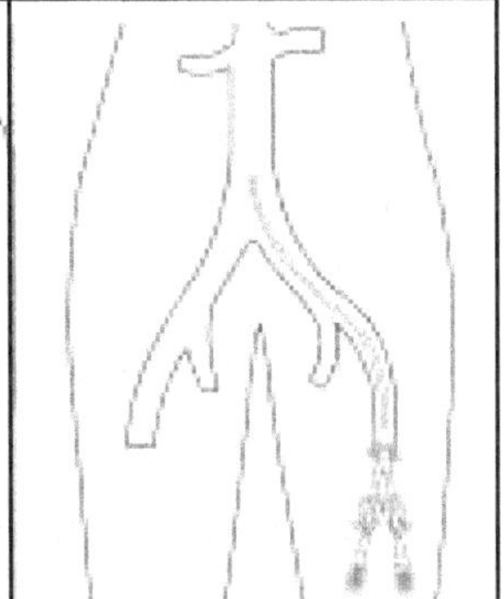

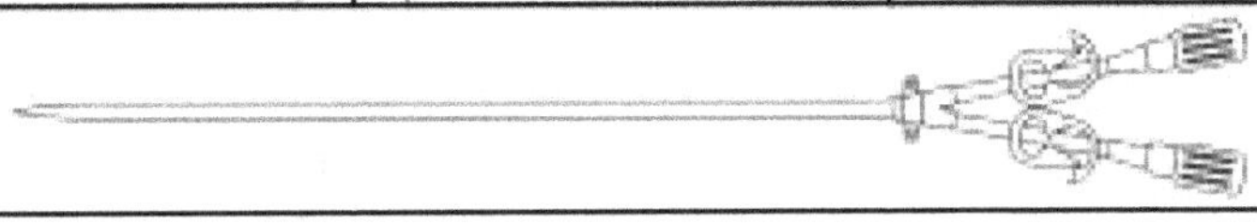

1. **Catéter venoso central**

- Para iniciar inmediatamente el tratamiento de hemodiálisis, la inserción de un catéter venoso central es el método mas común y efectivo.

- Este método de acceso vascular es ideal para la utilización de corto tiempo hasta que la fistula o injerto funcionen.

- Para hemodiálisis, el catéter se inserta a la largo de una vena , ya sea en el cuello, el pecho o la pierna cerca de la ingle (yugular interna, vena subclavia y femoral, respectivamente). Por este catéter mas de 300 ml/ min de sangre puede ser sacada del cuerpo para la diálisis.

- Los catéteres son flexibles, con túbulos huecos y dos lúmenes. La sangre es sacada por un lumen, entra al circuito de diálisis, y es regresada al cuerpo vía el otro lumen.

- Los catéteres venosos son comúnmente usados por corto tiempo por su riesgo de infecciones y coagulación.

- Dos tipos de catéteres se utilizan, los tunelizados (se usan por meses) y los no tunelizados (utilizables por semanas).

2. **Fistula AV**

- La fistula AV es el mas común y el mejor método de acceso vascular para largo tiempo en hemodiálisis, porque dura mucho tiempo, y es menos probable que e coagule o se infecte.

- La fistula AV sucede mediante una arteria y vena, estas están conectadas quirúrgicamente una a la otra. La fistula AV usualmente se construye en el antebrazo cerca de la muñeca (conectando la arterial radial y la vena cefálica).

La fistula AV es una "línea de vida" en pacientes con ERC, sin la que la hemodiálisis por largo tiempo no es posible.

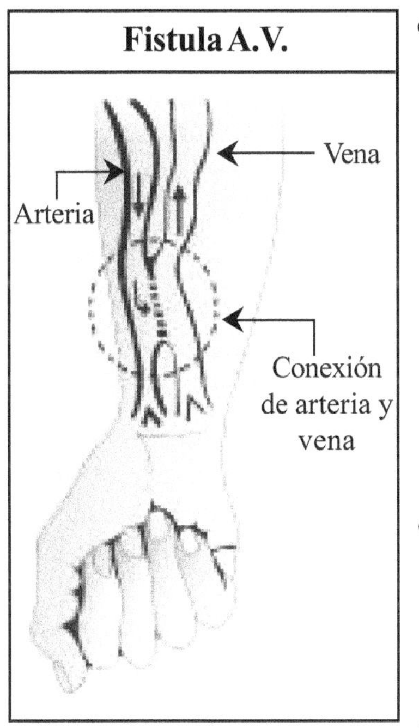

- De la arteria una gran cantidad de sangre con alta presión entra a la vena. Después de varias semanas o meses la vena se dilata y lleva mas sangre (proceso conocido como maduración). como la la fistula AV tarda tiempo en madurar, no puede ser utilizada para hemodiálisis inmediatamente después de su construcción.

- Para la hemodiálisis dos grandes agujas son insertadas en la fistula, una lleva sangre al dializador y la otra la regresa limpia al cuerpo.

- La fistula AV puede durar muchos años si se mantiene bien. Las actividades diarias pueden ser fácilmente desarrolladas con la mano que la fistula AV.

Porque la fistula AV necesita cuidado especial?

- La vida de un paciente con ERC en estadio final depende de la regular y adecuada hemodiálisis. La disponibilidad de contar con una cantidad de sangre de la fistula AV es esencial para la hemodiálisis y por lo tanto, una fistula AV es una **"línea de vida"** para el paciente en mantenimiento en hemodiálisis. El cuidado especial de una fistula AV asegura una adecuada disponibilidad de sangre por un largo periodo.

- Una gran cantidad de sangre con alta presión corre por las venas de la fistula AV. Un daño accidental a dicha vena dilatada puede llevar a un sangrado profuso, y repentina perdida de largos volúmenes de sangre que pueden ser mortales. Así que , un cuidado especial es mandatorio para proteger las venas de la fistula AV.

Cuidando la fistula AV

El cuidado regular y la protección de la fistula AV asegura un adecuado volumen de sangre por años. Precauciones especiales para mantener la fistula sana y trabajando por largos periodos, se logra como sigue:

Prevenir infecciones

- Siempre mantén el sitio de la fistula limpio lavando el brazo del acceso vascular diario y antes de cada tratamiento de diálisis.

  La fistula AV es una "línea de vida" en pacientes con ERC, sin la que la hemodiálisis por largo tiempo no es posible.

Protegiendo la fistula AV

- Utiliza el acceso vascular únicamente para diálisis, no apliquen inyecciones, no sacar sangre y no se mida la presión arterial en el brazo de la fistula AV.

- Evita dañar la fistula AV. No utilizar joyería, ropa ajustada o relojes de muñeca en el brazo del acceso vascular. El daño accidental de la fistula puede provocar un sangrado profuso, el cual pude ser mortal. Para controlar el sangrado, inmediatamente aplica presión firme en el sitio del sangrado con la otra mano o un vendaje. Después que el sangrado es controlado, contacta a tu doctor. Si a pesar de tus esfuerzos para controlar el sangrado no ha cedido, acude al hospital.

- No levantes cosas pesadas con el brazo del acceso vascular y evita que halla presión sobre el. Ten cuidado; no duermas sobre el brazo de la fistula AV.

Asegúrate del buen funcionamiento de la fistula AV

- Revisas el flujo de sangre de la fistula AV regularmente sintiendo la vibración (también llamado thrill) tres veces al día (antes del

> **Para asegurar un buen flujo de sangre y efectividad en la hemodiálisis de larga duración, el cuidado de la fistula AV es esencial.**

desayuno, comida y cena). Si la vibración esta ausente inmediatamente llama a tu doctor o a la unidad de diálisis que acudes. La detección temprana de la falla de la fistula y su pronto tratamiento para disolver o remover el coagulo puede salvar la fistula AV.

- Presiones bajas llevan al riesgo de falla en la maduración de la fistula AV. Desde antes de iniciar con hemodiálisis, el ejercicio regular del brazo del acceso ayuda a fortalecer la fistula AV.

3. Injerto

- un injerto arteriovenoso es otra forma de acceso vascular de larga duración en hemodiálisis , el cual puede ser utilizado cuando las personas no tienen venas satisfactorias para la fistula AV o tienen una fistula AV fallida.

- En el método del injerto, la arteria se conecta quirúrgicamente a la vena con un pequeño tubo suave sintético el cual es implantado debajo de la piel. Las agujas son insertadas en este injerto durante el tratamiento de hemodiálisis.

- Comparado con la fistula AV, los injertos AV tienen mas riesgo de desarrollar coágulos, infecciones, y usualmente no duran tanto tiempo como las fistulas.

Cuales son las funciones de la maquina de hemodiálisis ?

Las funciones importantes de la maquina de hemodiálisis son:

- Las bombas de la maquina preparan solución especial de diálisis (dializado), el cual se lleva al dializador para limpiar la sangre. La maquina minuciosamente monitoriza y ajusta las concentraciones de electrolitos, temperatura, presión y volumen del dializado otorgado, el cual es modificado acorde a las necesidades del paciente. La

---

La maquina de hemodiálisis, con la ayuda del dializador, filtra la sangre, mantiene los fluidos, el balance acido base y electrolítico.

---

solución de diálisis remueve productos de desecho y agua extra del cuerpo a través del dializador.

- La maquina tiene, por seguridad del paciente, varios objetos de seguridad como alarmas para la detección de fugas de sangre del dializador o la presencia de sangre en el circuito.

- Las maquinas de hemodiálisis con modelos computarizados disponen de varios parámetros en la pantalla y diferentes alarmas para proveer conveniencia, seguridad y certeza en la monitorización del tratamiento de diálisis.

Cual es la estructura del dializador y como purifica la sangre?

Estructura del dializador

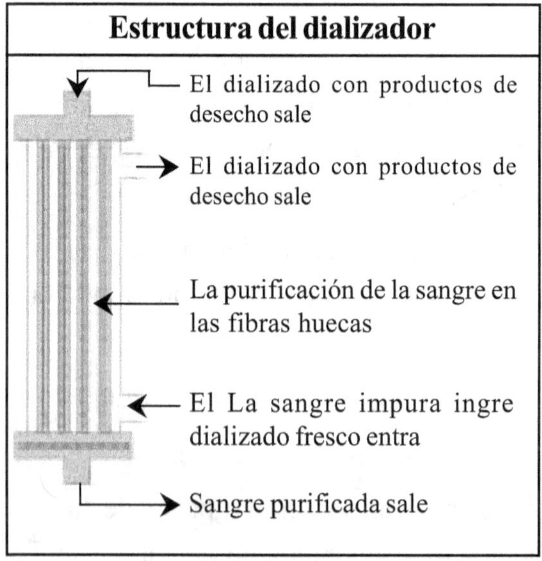

- En el proceso de hemodiálisis, el dializador (riñón artificial)es un filtro donde ocurre la purificación de la sangre.

- El dializador es de 20 centímetros de largo y 5 centímetros de ancho de un plástico cilíndrico claro que contiene miles de fibras huecas parecidos a tubos compuestos por una membrana sintética semipermeable.

- Las fibras huecas se conectan una a la otra en el final del cilindro en el "compartimiento sanguíneo". La sangre entra al "compartimento sanguíneo" de la fibra por el puerto de entrada y sale por el otro después de ser purificada.

- La solución de diálisis entra en una salida del dializador, sigue por la parte de afuera de las fibras (compartimento del dializado) y sale por la otra salida.

Purificación de sangre en el dializador

- En el proceso de hemodiálisis, la sangre se bombea por maquinas al dializador por una salida y es distribuida en las miles de fibras huecas como capilares. La solución de diálisis entra en la otra salida del dializador, sigue rodeando la parte de afuera de las fibras en "compartimento del dializador".

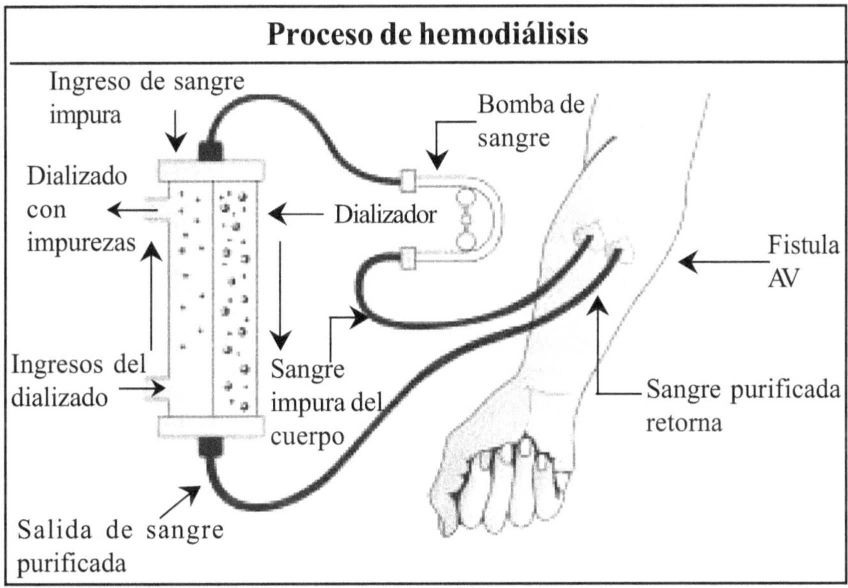

- Cada minuto cerca de 300 ml de sangre y 600 ml de liquido de diálisis, continuamente fluyen en sentido opuesto en el dializador durante la hemodiálisis. Las membranas semipermeables de las fibras huecas separa la sangre y el liquido de diálisis en sus compartimentos y permite remover los productos de desecho y el exceso de fluido de la sangre al componente dializante.

- La sangre sale del otro lado del dializador después de la purificación. La solución de diálisis con las sustancias toxicas y el exceso de fluido que se removió de la sangre, sale de la salida del dializador por donde la sangre entra.

- En el proceso de hemodiálisis, toda la sangre del cuerpo es purificada cerca de 12 veces. Al final de las 4 hrs de un tratamiento de hemodiálisis la urea de la sangre y la creatinina sérica se reducen sustancialmente, el fluido extra en el cuerpo es removido y los trastornos de electrolitos son corregidos.

Que es dializado y cual es su función en hemodiálisis?

- Dializado (solución de diálisis) es un fluido especial utilizado en hemodiálisis para remover el desecho y el fluido extra del cuerpo.

- La composición del dializado estándar se parece al fluido extracelular, pero depende las necesidades del paciente, su composición puede modificarse.

- El dializado se prepara en una maquina para hemodiálisis mezclando 30 partes de agua purificada por una parte de concentrado de dializado.

- El fluido del dializado es una solución disponible comercialmente, usualmente en un recipiente, que contiene altos concentrados de electrolitos, minerales y bicarbonato.

- Para la preparación del dializado, el agua no tratada es purificada por una secuencia de procesos como: una filtro de arena, filtro de carbón, ablandador de agua, osmosis inversa, desionizacion y filtración ultravioleta.

- El agua filtrada por estos procesos es libre de polvo, de partículas suspendidas, impurezas químicas, minerales, bacterias y endotoxinas.

- El agua purificada de alta calidad es necesaria para seguridad de los

El dializado corrige las alteraciones electrolíticas y remueve los productos de desecho durante el proceso de hemodiálisis.

pacientes en hemodiálisis ya que el paciente se expone a cerca de 150 litros de agua durante cada sesión.

- Para proteger a los pacientes en hemodiálisis del riesgo de contaminantes en el agua, la purificación cuidadosa y la subsecuente monitorización se su calidad es esencial.

Donde se realiza la hemodiálisis?

La hemodiálisis usualmente se lleva a cabo en el hospital o en un centro de hemodiálisis por personal entrenado bajo la supervisión de un doctor. En muy pocos pacientes, la hemodiálisis se realiza en casa. La hemodiálisis en casa se realiza en pacientes estables y necesita entrenamiento apropiado, la asistencia de la familia y un adecuado espacio y estado financiero.

La hemodiálisis es dolorosa? Que hace el paciente durante la hemodiálisis?

No. La hemodiálisis no es dolorosa, excepto por el dolor de la inserción de las agujas. El paciente en hemodiálisis de mantenimiento acude al centro o al hospital para se sesión y regresa a su casa una vez terminada. El paciente usualmente pasa 4 hrs en las sesiones durante las cuales duerme o descansa, lee, escucha música o ve televisión. Durante la diálisis el paciente prefiere tomar ligeros bocadillos y bebidas calientes o frías.

Cuales son los problemas comunes durante la hemodiálisis?

Los problemas comunes durante la hemodiálisis son las presiones arteriales bajas (hipotensión), nausea, vómitos, calambres, debilidad y cefalea.

Las mayores ventajas de la hemodiálisis son la seguridad, efectividad y la comodidad.

Cuales son las ventajas y desventajas de la hemodiálisis?

Ventajas de la hemodiálisis:

- La hemodiálisis se lleva a cabo por una enfermera entrenada o un técnico, por lo que es segura, poco estresante y cómoda para los pacientes.

- La hemodiálisis es rápida y una modalidad de diálisis eficiente por lo que considerablemente se pierde menos tiempo que la diálisis peritoneal.

- El centro de hemodiálisis provee una plataforma para que interactúe y conozca nuevos pacientes con problemas similares. Esa interacción puede reducir el estrés y el paciente puede disfrutar de la compañía de sus compañeros.

- Como la hemodiálisis se realiza tres veces a la semana, el paciente tiene mas tiempo libre.

- Hay un riesgo menor de infecciones.

- La hemodiálisis es menos costosa que la diálisis peritoneal en la mayoría de los centros.

Desventajas de la hemodiálisis:

- El traslado regular al centro de hemodiálisis es inconveniente y consume tiempo, especialmente cuando esta en lugares distales.

- Un esquema ajustado se debe seguir en hemodiálisis. El paciente necesita un plan para hacer sus actividades considerando el esquema de diálisis.

- La inserción de las agujas para hemodiálisis es dolorosa.

- Las dietas libres deben ajustarse y adherirse a ellas, como restricción de líquidos, sal, y potasio así como comidas ricas en fosforo.

> **La mayor desventaja de la hemodiálisis es la necesidad de visitar un hospital tres veces a la semana.**

- Hay un alto riesgo de infección por hepatitis.

Si y no en pacientes en hemodiálisis

- El paciente con enfermedad renal crónica que esta en mantenimiento con hemodiálisis necesita una diálisis regular, tres veces a la semana . la diálisis regular es necesaria es esencial para una salud larga. La hemodiálisis irregular o inadecuada puede ser dañina y en ocasiones fatal.

- La restricción de fluidos y sal es esencial para el control de volumen y ganancia de peso entre sesiones. La restringe las dietas ricas en potasio y fosforo. Incrementar la ingesta de proteínas es esencial.

- La malnutrición es común en pacientes en diálisis y lleva a una pobre evolución. La dieta inadecuada de proteínas y la perdida de proteínas durante la diálisis lleva a malnutrición. Así que, una dieta alta en proteínas e incremento dela ingesta clórica es recomendada en pacientes en diálisis.

- Los pacientes en mantenimiento en hemodiálisis deben ser suplementados con vitaminas solubles en agua, incluyendo vitamina C y B. Deben evitar subir la dosis porque pueden no contener las dosis necesarias para un paciente en hemodiálisis y pueden tener vitaminas A, E Y K o minerales, que pueden ser dañinos para un paciente en diálisis.

- Calcio y vitamina D debe ser suplementado, dependiendo el calcio, fosforo y niveles de paratohormona.

- El paciente debe seguir los cambios y las recomendaciones generales como evitar fumar, mantener un peso ideal, ejercicio regular, limitar la ingesta de alcohol, etc.

> **En los pacientes en hemodiálisis la restricción de fluidos y sal es esencial para controlar la ganancia de peso entre las sesiones.**

Cuando un paciente en hemodiálisis debe contactar una enfermera o un doctor?

El paciente en hemodiálisis debe contactar inmediatamente un doctor o enfermera en caso de :

- Sangrado de una fistula AV o del sitio de catéter.

- Que la fistula no se sienta vibración, soplo o thrill.

- Ganancia de peso inesperada, hinchazón significativa o dificultad para respirar.

- Dolor de pecho, frecuencia cardiaca baja o alta.

- Desarrollo de presión arterial alta o baja.

- Que el paciente se vuelva confuso, somnoliento, inconsciente o convulsiones.

- Fiebre, escalofríos, vómitos severos, sangrado en vómitos y debilidad severa.

Diálisis Peritoneal

La diálisis peritoneal (DP) es otra modalidad de diálisis para los pacientes con EFERC la cual ampliamente aceptada y efectiva. Es el método mas común para llevarse en casa.

Que es diálisis peritoneal?

- El peritoneo es un membrana delgada que cubre la cavidad abdominal y soporta el estomago, intestino y otros órganos abdominales.

- La membrana peritoneal es una membrana natural semipermeable en la cual los productos de desecho y las toxinas en la sangre pasan a través de ella.

La DPCA es un tipo de diálisis que puede ser llevada a cabo en casa con fluidos especializados.

- La diálisis peritoneal es un proceso de purificación de la sangre a través de la membrana peritoneal.

Cuales son los tipos de diálisis peritoneal?

Tipos de diálisis peritoneal:

1. Diálisis peritoneal intermitente (DPI)

2. Diálisis peritoneal continua ambulatoria (DPCA)

3. Diálisis peritoneal continua con cicladora (DPCC)

1. Diálisis peritoneal intermitente (DPI)

la diálisis peritoneal intermitente (DPI) es una diálisis efectiva para el corto tiempo en un paciente hospitalizado. La DPI es ampliamente usada en daño renal agudo, en niños durante emergencias y en enfermedad renal crónica estadio final.

- la DPI, un catéter de plástico suave con múltiples agujeros es colocado en el abdomen del paciente con una solución especial, dializado, y la diálisis se lleva a cabo.

- La DPI dura un periodo de 24-36 hrs y cerca de 30-40 litros de solución de dializado se utilizan en el tratamiento.

- La DPI se repite en intervalos de tiempo cortos, en 1-3 dias, dependiendo las necesidades del paciente.

2. Diálisis peritoneal continua ambulatoria (DPCA)

Que es la DPCA?

DPCA significa

D diálisis, un método de purificación de agua.

P peritoneal, membrana en el abdomen que funciona como filtro.

> **La DPCA debe ser llevada meticulosamente y ajustar el tiempo sin días de descanso.**

C continua, proceso ininterrumpido (tratamiento sin parar por 24 horas 7 días a la semana)

A ambulatoria, significa que el paciente puede caminar y realizar sus actividades normales.

La Diálisis peritoneal continua ambulatoria (DPCA) es una forma de diálisis que se puede llevar a cabo por una persona en su casa sin utilizar maquinas. Como la DPCA provee conveniencia e independencia es una modalidad de diálisis popular en países en desarrollo.

El Proceso de DPCA

Catéter de DPCA: para la diálisis peritoneal continua ambulatoria (DPCA), un catéter de silicón flexible con numerosos hoyos en sus lados, es insertado. El catéter es insertado quirúrgicamente en el abdomen como un acceso permanente para diálisis peritoneal. El catéter es usualmente colocado a través de la pared abdominal del paciente como una pulgada del ombligo. El catéter de DPCA es insertado unos 10-14 días antes de que la DPCA inicie. Como la fistula AV en hemodiálisis, el catéter de DP es una línea de vida para los pacientes en DPCA.

Técnica de diálisis peritoneal continua ambulatoria (DPCA):

La DPCA es un método que consiste en tres pasos: llenado, estancia y drenado.

Llenado: a través del catéter, dos litros de fluido de diálisis peritoneal estéril se corre a través de el abdomen por gravedad, donde entra en contacto con el peritoneo. Una vez que el fluido esta en el cuerpo, la bolsa vacía se enrolla y es colocada en la ropa interior del paciente hasta el nuevo tratamiento.

> **La precaución para evitar las infecciones es lo mas importante en los pacientes en DPCA.**

Proceso de DPCA

El líquido de DP entra al abdomen

Líquido de DP

Catéter de DPCA

Líquido de DP en el abdomen

Productos de desecho mezclados con el líquido de DP

Salida del líquido de DP con productos de desecho

Estructura del catéter de DP

Parte exterior del abdomen

Parte en la pared abdominal

Parte dentro del abdomen

Estancia: el fluido de DP (dializado) permanece en la cavidad peritoneal cerca de 4-6 horas durante el día y hasta 6-8 horas en la noche. El periodo durante el liquido DP permanece en el abdomen se llama tiempo de estancia. Durante el tiempo de estancia la purificación de la sangre ocurre. El peritoneo trabaja como un filtro en el que los productos de desecho y el agua extra pasan de la sangre al fluido de DP. Durante este periodo el paciente es libre de caminar por lo que el nombre de este tratamiento, ambulatoria significa caminar)

Drenado: después del periodo de estancia, el fluido de DP con los productos de desecho y el exceso de agua es drenado por el catéter peritoneal a la bolsa de colección vacía (que estaba enrolada en la ropa interior del paciente). La bolsa colectora con el fluido drenando es pesada y subsecuentemente tirada. El fluido de DP que es drenado debe ser limpio en color.

El drenaje del fluido de DP del abdomen es reemplazado con una solución nueva que toma entre 30-40 minutos. Este proceso de llenado y vaciado se llama recambio. Los recambios se realizan de 3 a 5 veces al día, y uno durante la noche. El recambio nocturno se realiza justo antes de ir a dormir, y el liquido de DP se deja en el abdomen toda la noche. El proceso de DPCA se lleva a acabo con estrictas medidas de asepsia.

3. DPA o diálisis peritoneal continua con cicladora (DPCC)

La diálisis peritoneal automatizada (DPA) o diálisis peritoneal continua con cicladora (DPCC) es un método continuo de diálisis llevada a cabo en casa cada día con una maquina cicladora automática. Durante la DPA, una maquina automatizada llena y drena el abdomen con fluido de DP. Cada ciclo dura de 1-2 horas y los recambios son hechos cuatro o cinco veces. La DPA dura cerca de 8-10 horas (durante la noche) cuando el paciente duerme. En la mañana cuando la maquina se desconecta, 2 o 3 litros de fluido de DP se quedan en el abdomen. El fluido de DP permanece en el abdomen durante el día y es drenado en la tarde o noche cuando la cicladora se conecta. Las grandes ventajas de DPA son la libertad de una vida regular durante el día y como el proceso consiste en manipular una maquina únicamente cada 24 hrs, provee comodidad y reduce el riego de peritonitis. La desventaja de DPA son los costos y su complejidad.

Cual es el fluido utilizado en DPCA?

El fluido de DP (dializado) es una solución estéril, rica en minerales y glucosa, utilizada en diálisis peritoneal. Depende en la concentración de glucosa, tres diferentes de fluidos de DP hay en India (1.5%,2.5% y

Los beneficios de DPCA son la libertad para la realización, la conveniencia y disminuir los tiempos, así como las restricciones dietéticas.

4.5%). La glucosa en el fluido de DP permite la remoción de fluidos del cuerpo. Dependiendo el volumen del fluido removido, diferentes concentraciones de glucosa se escogen para cada individuo. Par remover mas fluido, se escoge el fluido de DP con mas concentración de glucosa. Ahora, nuevos fluidos de liquido de DP están disponibles los cuales contiene icodextrina en vez de glucosa. Las ventajas de este nuevo liquido es que remueve liquido de manera mas lenta. Esta solución es recomendada en diabéticos o pacientes con sobrepeso y se utiliza una sola vez al día. Las bolsas de liquido peritoneal están disponibles en diferentes volúmenes, entre 1,000 ml hasta 2,500 ml.

Cuales son los problemas comunes en DPCA?

Las complicaciones comunes en diálisis peritoneal continua ambulatoria son:

Infecciones: la complicación mas seria en paciente en DPCA es peritonitis, una infección del peritoneo. La presentación común es con dolor abdominal, fiebre, escalofrió y un fluido de DP turbio . para evitar este problema, el proceso de DPCA debe ser llevado bajo condiciones estrictas asépticas y la constipación debe ser evitada. El tratamiento de peritonitis incluye antibióticos de amplio espectro, pruebas de cultivo del liquido DP (el cual nos llevara a una opción de antibióticos adecuada) y en algunos pacientes, la remoción del catéter de DP puede ser necesaria. La infección puede desarrollarse también en el sitio de salida del catéter.

Otros problemas: la distención abdominal, debilidad de o músculos abdominales pueden causar hernias, sobrecarga de volumen, edema escrotal, constipación, dolor de espalda, pobre drenaje, goteos y ganancia de peso son problemas comunes en pacientes en DPCA.

Los pacientes en DPCA deben consumir dieta alta en proteínas para evitar malnutrición y reducir el riesgo de infección.

Ventajas de DPCA

- Menos restricciones dietéticas y de fluidos.

- Mayor libertad. La diálisis puede ser llevada en casa, en el trabajo o mientras viaja. Las actividades pueden ser llavadas a cabo mientras las diálisis se hace, la DPCA se puede hacer por el mismo paciente, no necesita maquinas, miembros de hospital o miembros de familia.

- La libertad de un esquema de visitas la hospital tres a la semana , traslados y dolor por agujas.

- Mejor control de la hipertensión y anemia.

- La diálisis gentil con limpieza continua de la sangre, no modificaciones altas y bajas.

Desventajas de la DPCA

- Riesgo de infecciones del peritoneo o sitio de salida.

- El paciente tiene que cuidar los 3-5 recambios la día, por todos los 365 días al año, sin días libres. Seguir las instrucciones estrictas, meticulosas y regulares es un poco estresante.

- El catéter permanente externo y fluido en el abdomen pueden ser incomodos y ese cambio en apariencia no puede ser tolerado por algunos pacientes.

- La solución de diálisis alta en azúcar puede causar ganancia de peso e hipertrigliceridemia.

- Es inconveniente guardar múltiples bolsas de fluido de diálisis peritoneal en casa.

Cuales son los cambios de dieta recomendados en un paciente con DPCA?

La dieta recomendada en un paciente con DPCA es muy importante y es diferente dela dieta de un paciente en hemodiálisis.

> **La principal desventaja de la DPCA es el riesgo de infección del peritoneo.**

- Es esencial una dieta alta en proteínas para evitar la malnutrición proteica por la continua perdida de proteínas por la diálisis peritoneal.
- La restricción de calorías para evitar ganancia de peso. La solución de PD tiene glucosa lo cual agrega carbohidratos extra al paciente en DPCA.
- La menor restricción de sal y fluidos comparado con pacientes en hemodiálisis
- Restricción de dietas altas en potasio y fosforo.
- Se debe incrementar la dieta con fibra para evitar constipación.

Cuando un paciente en DPCA debe contactar a un enfermero o doctor?

El paciente en DPCA debe inmediatamente contactar a una enfermera o doctor si desarrolla:

- Dolor abdominal, fiebre o escalofrió.
- Si el liquido de salida de DP (efluente) es turbio o sanguinolento.
- Si el sitio de salida del catéter se vuelve con dolor, pus, enrojecimiento, hinchazón o caliente.
- Si el chorro del fluido es obstruido en la entrada o salida del abdomen o si constipación ocurre.
- Ganancia de peso inesperada, hinchazón inesperada, dificultad para respirar o hipertensión severa (sugestiva de sobrecarga de liquido).
- Baja presión arterial, diminución de peso, calambres y mareos (sugestivo de déficit de volumen).

**Acudir al médico en caso de dolor
abdominal, fiebre o líquido turbio.**

Capitulo 14

Trasplante Renal

Luz Ma. Alcantar-Vallin, MD

El trasplante renal es el resultado de un gran avance en la ciencia médica. El trasplante renal exitoso es la mejor opción terapeútica para la enfermedad renal en estadio terminal (ERET). La vida después de una trasplante exitoso es casi normal.

Trasplante renal es discutido en cuatro partes:

1. Información pre-trasplante
2. Cirugía del trasplante
3. Cuidados post-trasplante
4. Trasplante renal del donador muerto (Cadavérico)

Información Pre-Trasplante

¿Qué es el trasplante renal?

El trasplante renal es un procedimiento quirúrgico en el cual un riñón sano (de un donador vivo o muerto-cadavérico) es colocación dentro del cuerpo de una persona que padece enfermedad renal en estadio terminal (receptor).

¿Cuándo no es necesario el trasplante renal en insuficiencia renal?

El trasplante renal no es necesario en insuficiencia renal aguda (temporal) y en el caso de disfunción de un solo riñón con funcionamiento adecuado del otro.

¿Por qué el trasplante renal es necesario en la enfermedad renal en estadio terminal?

La diálisis junto con tratamiento farmacológico estabiliza al paciente

El descubrimiento del trasplante renal ha sido una bendición para los pacientes con insuficiencia renal crónica.

con enfermedad renal en estadio terminal, pero no es un tratamiento curativo. El trasplante renal exitoso es la modalidad de tratamiento mas eficaz y la única modalidad curativa de la enfermedad renal en estadio terminal. Ya que el trasplante renal salva vidas y permite disfrutar de una vida casi normal, es conocido como "regalo de vida".

¿Cuáles son las ventajas del trasplante renal?

Los mayores beneficios del trasplante renal son:

- Recuperación total y mejor calidad de vida. El paciente tiene una vida casi normal y un estilo de vida con más energía, aguante y productividad.
- Libertad de la diálisis. Libre del dolor, consumo de tiempo y complicaciones de la diálisis.
- Vida larga. Las personas con trasplante renal tienen una vida mayor que aquellos que sobreviven en diálisis.
- Menores restricciones hídricas y dietéticas.
- Menos complicaciones con el trasplante. Riesgo de mayores complicaciones en la terapia dialítica.
- Costo-efectividad. El costo inicial del trasplante renal es alto, pero para el segundo o tercer año, los costos de la terapia se reducen para los receptores del trasplante y is usualmente menor que el del tratamiento dialítico, el cual es muy caro.
- Mejora la calidad de vida sexual en los hombres y mayor oportunidad de embarazo en la mujer.

¿Cuáles son las desventajas del trasplante renal?

El trasplante renal ofrece muchos beneficios, pero tiene algunas desventajas también. Estas son:

El trasplante renal exitoso es la mejor opción de tratamiento para la enfermedad renal en estadio terminal, ya que este ofrece casi una vida normal.

- Riesgo de cirugía mayor. El trasplante renal requiere una cirugía bajo anestesia general que tiene riesgos potenciales durante y después de la cirugía.

- Riesgo de rechazo. No existe una garantía del 100% de que el cuerpo acepte el riñón trasplantado, pero con la disponibilidad de los nuevos y mejores fármacos inmunosupresores, el rechazo es menos probable que en el pasado.

- Medicamentos de forma regular. La necesidad de tomar medicamentos de manera regular y meticulosa, diariamente durante el tiempo que el riñón funcione. La descontinuación, pérdida o disminución en las dosis de los fármacos inmunosupresores, llevan el riesgo de falla del trasplante renal debido a rechazo.

- Alto riesgo de infecciones, efectos adversos de las drogas y malignidad.

- Estrés. Esperar por un donador vivo antes del trasplante, incertidumbre de un trasplante exitoso (el trasplante renal puede fallar) y miedo de perder la función del nuevo riñón trasplantado es estresante.

- Costos iniciales altos.

¿Cuáles son las contraindicaciones del trasplante renal?

Incluso en caso de un paciente que a desarrollado enfermedad renal en estadio terminal, el trasplante renal es peligroso y no recomendado si el paciente sufre de infección seria activa, malignidad no tratada o activa, problemas psicológicos severos o retardo metal, enfermedad arterial coronaria inestable o insuficiencia cardiaca congestiva refractaria, enfermedad vascular periférica severa y otros problemas médicos severos.

> **El trasplante renal no es realizado en pacientes con enfermedad renal crónica y SIDA, cáncer y otras enfermedades serias.**

¿Cuál es la edad limitante para un receptor de trasplante renal?

No existen criterios fijos para la edad del receptor de un trasplante renal, pero generalmente se recomienda para personas de 5 a 65 años de edad.

¿Cuáles son las fuentes probables de los riñones para trasplante?

Existen tres fuentes de riñones para trasplante: donador vivo relacionado, donador vivo no relacionado y donador muerto (cadáver). Los donadores vivos relacionados son parientes consanguíneos del receptor –un padre, hermano o hermana, hijo o hija, tía, tío, o primo. Los donadores vivos no relacionados son cónyuge o un amigo. Los riñones de cadáver son removidos de las víctimas de muerte cerebral.

¿Quién es el donador renal ideal?

Los gemelos idénticos son ideales como donadores renales con la mejor oportunidad de sobrevida después del trasplante.

¿Quienes pueden donar riñones?

Personas sanas con dos riñones pueden donar un riñón, si el grupo sanguíneo y el tipo de tejido son compatibles con el receptor. Generalmente, los donadores deberán tener entre 18 y 65 años de edad.

¿Cómo funciona el grupo sanguíneo para determinar la selección del donador de un riñón?

La compatibilidad del grupo sanguíneo es importante en el trasplante renal. El receptor y donador deberán tener el mismo grupo sanguíneo o grupos compatibles como se muestra abajo:

El riñón donado por un miembro de la familia resulta en el trasplante renal más exitoso.

Grupo sanguíneo del receptor	Grupo sanguíneo del donador
O	O
A	A u O
B	B u O
AB	AB, A, B u O

¿Quién no puede donar un riñón?

Un donador vivo deberá se evaluado médica y psicológicamente para asegurar que es seguro para el ó ella donar un riñón. Un donador vivo potencial no puede donar un riñón si él o ella tiene diabetes mellitus, cáncer, VIH, enfermedad renal, presión sanguínea alta o cualquier enfermedad psiquiátrica ó médica mayor.

¿Cuáles son los riesgos potenciales para un donador renal vivo?

Un donador potencial es evaluado exhaustivamente para garantizar que es seguro para él o ella donar un riñón. Con un solo riñón, la mayoría de los donadores viven una vida completamente normal. Después de donar un riñón, la vida sexual no se afecta. Una mujer puede tener hijos y un hombre puede ser padre de un niño.

Los riesgos potenciales de la cirugía de donación renal son los mismos que aquellos en cualquier otra cirugía mayor. El riesgo de contraer enfermedad renal en los donadores no es mayor por tener un solo riñón.

¿Qué combina la donación renal?

El trasplante renal de donador vivo tiene múltiples ventajas sobre el

---

La donación renal es segura y salva las vidas de los pacientes en enfermedad renal crónica.

trasplante de donador cadavérico o diálisis. Muchas personas con enfermedad renal en estadio terminal tiene donadores renales potenciales y sanos, pero el obstáculo es el grupo sanguíneo o la incompatibilidad de pruebas cruzadas.

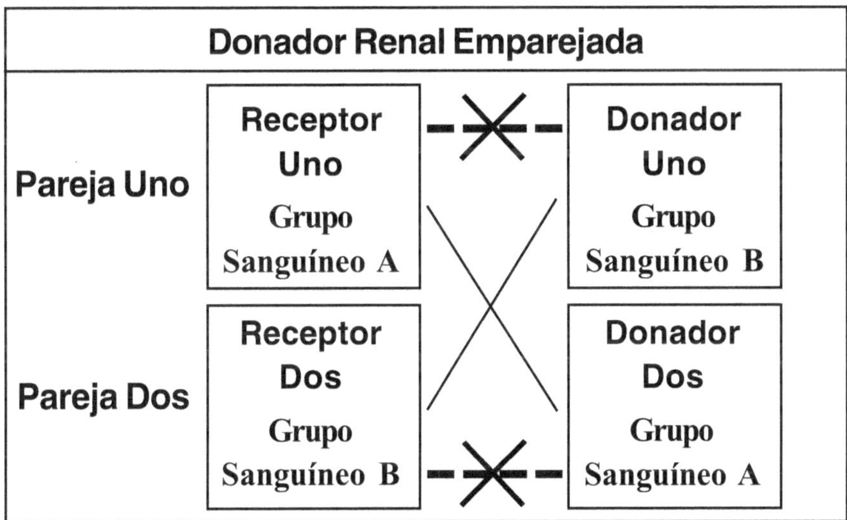

La donación renal emparejada (también conocida como "Intercambio de donador renal vivo", "intercambio de donantes vivos" ó "intercambio renal") es la estrategia que permite el intercambio de donadores renales vivos entre dos parejas de donador/receptor incompatibles para crear dos pares compatibles. Esta puede ser hecha, si el segundo donador es adecuado para el primer receptor y el primer donador es apropiado para el segundo receptor (como se muestra arriba). Al intercambiar los dos riñones donados entre dos parejas incompatibles, dos trasplantes renales pueden ser realizados.

¿Qué es el trasplante renal preventivo?

El trasplante renal usualmente toma lugar después de un periodo variable de tratamiento en diálisis. Un trasplante renal que se realiza antes del inicio de la diálisis, es un trasplante renal preventivo.

El trasplante renal preventivo es considerado la mejor opción para el tratamiento de reemplazo renal en pacientes apropiados con enfermedad renal en estadio terminal, debido a que no solo evita los riesgos, costos e inconvenientes de la diálisis, sino que también se ha asociado con una mejor sobreviva del injerto, que el del trasplante realizado posterior al inicio de la diálisis. Debido a estos beneficios, es muy recomendable considerar el trasplante preventivo en la ERET, si un donador apropiado es disponible.

Cirugía del Trasplante

¿Cómo es trasplantado un riñón?

Antes de la cirugía, una evaluación médica, psicológica y social apropiadas son hechas para asegurar el bienestar físico y la seguridad del receptor y donador (en trasplante de donador vivo). Las pruebas

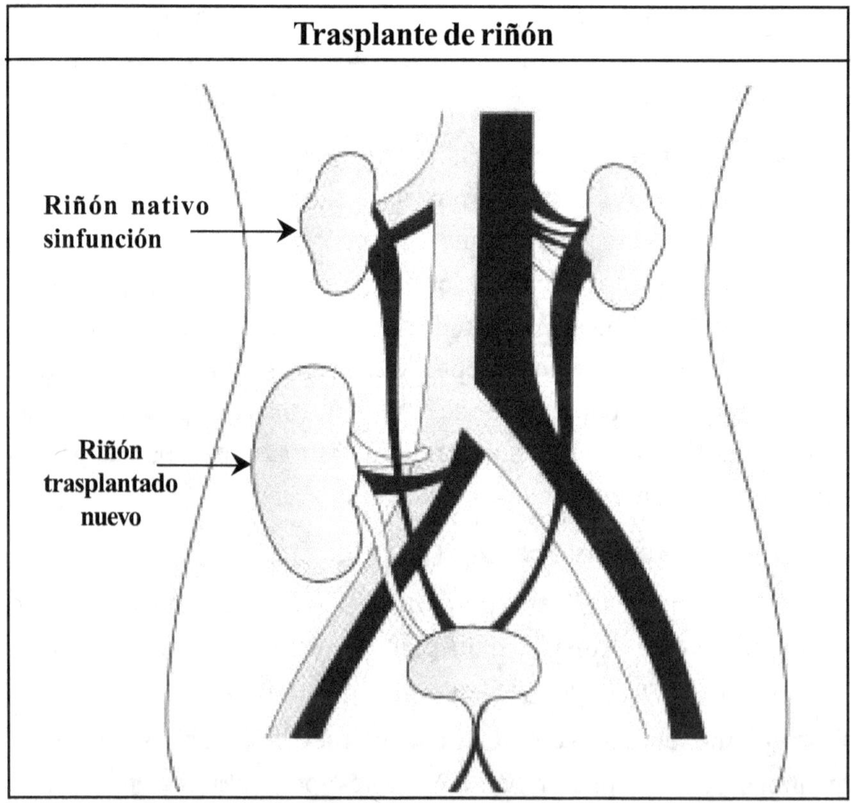

Trasplante de riñón

también garantizar un grupo sanguíneo y compatibilidad del HLA apropiados entre el donador y el receptor.

- El trasplante renal es un trabajo en equipo del nefrólogo, cirujano de trasplantes, patólogo, anestesiólogo y el equipo de enfermería, tanto como los coordinadores del trasplante.

- Después de una explicación completa sobre el procedimiento y la lectura cuidadosa del consentimiento informado, el consentimiento del receptor y donador (en trasplante renal de donador vivo) es obtenido.

- En la cirugía del trasplante renal de donador vivo, tanto el receptor como el donador son operados de manera simultánea.

- Esta cirugía mayor dura de tres a cinco horas y es realizada bajo anestesia general.

- En la cirugía de trasplante renal de donador vivo, generalmente el riñón izquierdo es removido del donador ya sea por cirugía abierta o laparoscopia. Después de la remoción, el riñón es lavado con una solución especial fría y subsecuentemente colocado dentro de la parte inferior derecha (pélvica) del abdomen del receptor.

- En la mayoría de los casos, los riñones enfermos del receptor no son removidos.

- Cuando la fuente del riñón es un donador vivo, generalmente el riñón trasplantado comienza a funcionar inmediatamente. Pero cuando la fuente del riñón es un donador muerto (cadavérico), el riñón trasplantado generalmente toma algunos días o semanas en comenzar a funcionar. El receptor con función retardada del riñón trasplantado, necesitará diálisis hasta que la función del riñón sea adecuada.

- Después del trasplante, el nefrólogo se ocupa del paciente.

En el trasplante renal, el riñón es trasplantado en la parte inferior del abdomen del receptor, sin modificar los riñones viejos.

Cuidados Post-Trasplante

¿Cuáles son las complicaciones post-trasplante más comunes?

Las complicaciones posibles post-trasplante más comunes son rechazo, infección, efectos adversos de los medicamentos y el riesgos del procedimiento quirúrgico.

Las mayores consideraciones en los cuidados post-trasplantes son:

- Medicación post-trasplante y rechazo renal
- Precauciones después del trasplante renal para mantener sano al trasplantado y para prevenir infecciones.

Medicamentos post-trasplante y rechazo renal

¿Cómo difiere el manejo post-quirúrgico del trasplante renal con otras cirugías de rutina?

En la mayoría de las cirugías de rutina, los medicamentos post-quirúrgicos son necesarios por 7-10días, pero después de un trasplante renal, se requiere una medicación regular durante toda la vida y los cuidados meticulosos son mandatorios.

¿Qué es el rechazo renal?

El sistema inmune del cuerpo es responsable de reconocer y destruir cuerpos extraños, como bacterias y virus que pueden ser dañiños. Cuando el cuerpo receptor reconoce que el riñón trasplantado no es "propio", el sistema inmune ataca el riñón trasplantado y trata de destruirlo. Este ataque de las defensas naturales del cuerpo en un riñón trasplantado es conocido como rechazo. El rechazo del riñón ocurre cuando el riñón trasplantado no es aceptado por el cuerpo del receptor del trasplante.

Las mayores complicaciones post-trasplante son el rechazo renal, infección y efectos adversos de las drogas.

¿Cuándo ocurre el rechazo renal y cuál es su efecto?

El rechazo del riñón puede ocurrir en cualquier tiempo después del trasplante, pero ocurre más común en los primeros seis meses. La severidad del rechazo varía de un paciente a otro. La mayoría de los rechazos son leves y tratados fácilmente con terapia inmunosupresora apropiada. Pero en algunos pacientes el rechazo puede ser severo y no responder al tratamiento y tal rechazo puede destruir al riñón.

¿Qué medicamentos deberá tomar un paciente después del trasplante para prevenir el rechazo?

- Debido al sistema inmune del cuerpo, siempre existe el riesgo de rechazo del riñón trasplantado.

- Si el sistema inmune del cuerpo es suprimido completamente, este puede no tener riesgo de rechazo, pero los pacientes son susceptibles de sufrir infecciones que pongan en peligro su vida.

- Fármacos especiales son dados a los pacientes después del trasplante renal, los cuales alteran selectivamente el sistema inmune y previenen el rechazo, pero afectan minimamente la abilidad del paciente para combatir las infecciones. Tales fármacos especiales son conocidos como drogas inmunosupresoras.

- Los fármacos inmunosupresores más utilizados son prednisolona, ciclosporina, azatioprina, micofenolato de mofetilo (MMF), tacrolimus y sirolimus.

¿Cuánto tiempo necesita continuar el paciente las drogas inmunosupresoras después del trasplante renal?

Para prevenir el rechazo del riñón, las drogas inmunosupresoras son prescritas por toda la vida. Generalmente medicamentos inmunosupresores más potentes son dados al inicio, pero el número de drogas y sus dosis son reducidas gradualmente con el tiempo.

> **Después del trasplante renal, el tratamiento farmacológico durante toda la vida es mandatorio para prevenir el rechazo renal.**

¿El paciente necesita otros medicamentos después del trasplante renal?

Sí. Después del trasplante renal, en adición a los inmunosupresores, los fármacos antihipertensivos, diuréticos, calcio, vitaminas, medicamentos para tratar o prevenir infecciones y medicamentes anti-ulcerosos son comúnmente prescritos.

¿Cuáles son los efectos adversos más comunes de los inmunosupresores?

Los efectos adversos de los inmunosupresores son resumidos abajo

Fármaco	Efectos Adversos Comunes
Prednisolona	Aumento de peso, hipertensión arterial, irritación gástrica, incremento en el apetito, incremento en el riesgo de diabetes, osteoporosis, catarata
Ciclosporina	Hipertensión arterial, temblor leve, hirsutismo, edema de encías, incremento en el riesgo de diabetes, daño renal
Azatioprina	Supresión de médula ósea, incremento en el riesgo de infección
MMF	Dolor abdominal, naúseas, vómito y diarrea
Tacrolimus	Hipertensión arterial, diabetes, temblor, cefalea, daño renal
Sirolimus	Hipertensión arterial, conteo celular bajo, diarrea, acné, dolor articular, incremento en colesterol y triglicéridos

Si el riñón trasplantado falla, iniciar diálisis y un segundo trasplante son dos opciones de tratamiento.

¿Qué pasa si el riñón trasplantado falla?

Cuando el riñón trasplantado falla, existen dos opciones terapéuticas: un segundo trasplante renal o diálisis.

Precauciones después del trasplante renal

El trasplante renal exitoso proporciona una vida normal, saludable e independiente, pero es necesario para vivir, llevar una vida disciplinada con ciertas precauciones para proteger el riñón trasplantado y prevenir infección.

Guías generales para mantener el riñón trasplantado saludable

- Nunca suspender los medicamentos ni modificar su dosis. Recuerda que la irregularidad, modificación o descontinuación del medicamento es una de las razones más comunes para falla del trasplante.

- Siempre mantener una lista de tus medicamentos y tener dosis suficientes. No tomar ningún fármaco de mostrador o terapias herbolarias.

- Medir la presión arterial, volumen de orina, peso y glucosa sanguínea (si es indicado por el médico) diariamente y registrarlo.

- Seguimiento regular con el médico y la toma de laboratoriales como se indique es mandatorio.

- Realizar las pruebas sanguíneas en laboratorios confiables. Si los reportes del laboratorio no son satisfactorios, más que cambiar de laboratorio es recomentable consultar a tu doctor previamente.

- Si en una urgencia tú necesitas consultar un médico que desconoce sobre tu enfermedad, deberás informarle que eres un receptor de trasplante y comentarle sobre tus medicamentos.

Claves para el éxito en el periodo post-trasplante son: regularidad, precauciones y vigilancia.

- Las restricciones dietéticas son mucho menores después del trasplante. Una dieta balanceada, con adecuado consumo de calorías y proteínas, así como mantener los horarios de comidas regulares es recomendado. Comer alimentos bajos en sal, azúcar y grasas, así como altos en fibra te evitará ganar peso.

- Beber más de tres litros de agua diariamente.

- Realizar ejercicio regularmente y mantener control de peso. Evitar actividad física vigorosa y deportes de contacto, por ejemplo boxear y futbol.

- Actividades sexuales seguras pueden ser reasumidas después de 2 meses, posterior a consultar al doctor.

- Evitar tabaquismo y no consumir alcohol.

Precauciones para prevenir infecciones

- Mantenerse alejado de lugares muy concurridos, tales como cinemas, centros comerciales, trasporte público y personas con infecciones.

- Siempre vestir cubrebocas en lugares públicos durante los primeros tres meses del periodo post-trasplante.

- Siempre lavar tus manos con agua y jabón antes de comer, antes de preparar o tomar medicamentos y después de usar el baño.

- Beber agua hervida filtrada.

- Comer alimentos cocidos cocinados en casa en utensilios lavados. Evitar consumir alimentos en la calle y alimentos no cocidos. Evitar frutas y vegetales crudos por los primeros tres meses después del trasplante.

- Mantener la limpieza adecuada en casa.

- Tener aseo dental adecuado a través del cepillado dos veces al día.

El contacto inmediato con el doctor y el tratamiento oportuno de cualquier problema nuevo o inusual es mandatorio para proteger el riñón.

- No descuidar cualquier corte, abrasiones o raspón. El aseo apropiado con agua y jabón y aplicar un vendaje limpio.

Consultar o llamar al médico o a la clínica de trasplante en caso de:

- Fiebre de 37.8oC y síntomas de cuadro gripal tales como escalofrios, dolor corporal o cefalea persistente.

- Dolor o enrojecimiento alrededor del riñón trasplantado.

- Disminución significativa del gasto urinario, retención de líquidos (edema) o ganancia de peso rápida (mas de 1kg en un día).

- Sangre en la orina o ardor al orinar.

- Tos, dificultad para respirar, vómito o diarrea.

- Desarrollo de cualquier síntoma nuevo o inusual.

¿Por qué solo algunos pacientes con insuficiencia renal son aptos para recibir un trasplante renal?

El trasplante renal es el más efectivo y la mejor opción de tratamiento para pacientes con enfermedad renal crónica-insuficiencia renal en estadio terminal. Un gran número de pacientes necesita y desea recibir un trasplante renal. Tres razones importantes que limitan la factibilidad son:

1. **Indisponibilidad del riñón:** solo algunos de muchos pacientes, son afortunados de tener un donador renal vivo (relacionado o no relacionado) o muerto (cadavérico). La disponibilidad de un donador vivo es el mayor problema y la lista de espera es muy larga para los donadores renales cadavéricos.

2. **Costo:** El costo de la cirugía de trasplante y los medicamentos de

---

La escasez de donadores renales es el mayor obstáculo por el cual se niega a los pacientes el beneficio de un trasplante.

---

por vida, es muy alto, lo cual, es el mayor obstáculo para un gran número de pacientes en países en desarrollo.

3. **Falta de habilidades:** en muchos países en desarrollo, la capacidad de realizar un trasplante renal no es disponible fácilmente.

Trasplante Renal Muerto (Cadavérico)

¿Qué es el trasplante renal cadavérico?

Una operación en la cual, el riñón sano donado por una persona con muerte cerebral o muerte cardiaca es trasplantado en un paciente con enfermedad renal crónica, es conocido como trasplante cadavérico o muerto. Un riñón muerto (cadavérico) proviene de una persona que murió recientemente y la persona o la familia expresaron su deseo de donar los órganos después de la muerte.

Por que es necesario el trasplante renal cadavérico?

Un gran número de pacientes con enfermedad renal crónica que esperan un trasplante renal, son mantenidos en diálisis debido a la aguda escasez de donadores renales vivos disponibles. La única esperanza para tales pacientes es un donador cadavérico o muerto. Si una persona puede salvar la vida de otras después de que él o ella han muerto a través de donar sus riñones, esto es el servicio humano más noble. El trasplante renal cadavérico también ayuda a eliminar el comercio ilegal de órganos.

¿Qué es la "muerte cerebral"?

El significado simple de "muerte" es que el corazón y la respiración se detienen irreversible y permanentemente. "La muerte cerebral" es el cese completo e irreversible (detenerse) de todas las funciones del cerebro, que lleva a la muerte. El diagnóstico de "muerte cerebral" es

> **En la "muerte cerebral" el daño es irreversible, sin cambios ni mejoría por ningún tratamiento médico o quirúrgico.**

hecho por los doctores en pacientes inconscientes,hospitalizados y con soporte ventilatorio.

Los criterios para el diagnóstico de muerte cerebral son:

1. El paciente deberá estar en un estado de coma y la causa del coma (por ejemplo, trauma de cráneo, hemorragia cerebral, etc) es firmemente establecida por la historia, el examen físico, pruebas de laboratorio y neuroimagen. Ciertos medicamentos (por ej, sedantes, anticonvulsivantes, relajantes musculares, antidepresivos, hipnóticos y narcóticos), causas metabólicas ó endócrinas pueden llevar a un estado de inconciencia que simule la muerte cerebral. El doctor corrige la presión sanguínea baja, la temperatura corporal baja y el oxígeno corporal bajo antes de considerar muerte cerebral.

2. Coma profunda persistente a pesar de un tratamiento adecuado bajo cuidados de expertos por un periodo apropiado para "exlcuir la posibilidad de recuperación".

3. Ausencia de respiraciones espontáneas, el paciente requiere soporte ventilatorio.

4. La respiración, presión sanguínea y circulación sanguínea son mantenidas con el ventilador y otros dispositivos de soporte.

¿Cuál es la diferencia entre muerte cerebral e inconciencia?

Los pacientes inconscientes puedes o no, requerir soporte de ventilador y es común que se recuperen después del tratamiento apropiado; mientras que en un paciente con "muerte cerebral", el daño es severo e irreversible y el ó ella no se recuperarán con ningún tratamiento médico o quirúrgico. En pacientes con "muerte cerebral" tan pronto como el ventilador es apagado, el corazón deja de latir. Pero recuerda que el paciente está legalmente muerto y la remoción del ventilador no es la

---

En la "muerte cerebral" la respiración del cuerpo y la circulación sanguíneo son mantenidas artificialmente después de la muerte.

causa de la muerte. Los pacientes con "muerte cerebral" no pueden permanecer con soporte ventilatorio por tiempo indefinido, ya que su corazón puede detenerse antes.

¿Cualquier cuerpo puede donar un riñón después de la muerte?

No. Igual que la donación de ojos, después de la muerte la donación del riñón no es posible. Cuando la muerte ocurre el corazón se detiene y al mismo tiempo, el aporte sanguíneo al riñón, lo que provocará daño renal severo e irreversible, lo cual evita su uso para el trasplante renal.

¿Cuáles son las causas más comunes de "muerte cerebral"?

Las causas más comunes de muerte cerebral son daño cerebral (accidente), hemorragia cerebral intracranial, infarto cerebral y tumor cerebral.

¿Cuándo y cómo es diagnosticada la "muerte cerebral"? Quienes diagnostican la "muerte cerebral"?

Cuando un paciente en coma profundo con ventilación mecánica y otros dispositivos que soportan la vida por un periodo adecuado, no muestra mejoría en el examen clínico y neurológico, posiblemente la "muerte cerebral" es considerada. El diagnóstico de "muerte cerebral" es hecho por un equipo de doctores quienes no están involucrados en el trasplante renal. Este equipo de doctores consiste del médico tratante del paciente, un neurólogo, un neurocirujano, etc., quienes después de un examen independiente del paciente declaran la "muerte cerebral". A través de un examen clínico detallado, varios estudios de laboratorio, prueba de EEG especial para cerebro y otras investigaciones, todas las posibilidades de recuperación del daño cerebral son exploradas. Cuando

---

Un donador cadavérico salva la vida de dos pacientes con ERC cuando él dona sus dos riñones.

---

todas las pruebas e investigaciones confirman que no existe posibilidad de recuperación, la "muerte cerebral" es declarada.

¿Cuales son las contraindicaciones para donación renal de un paciente con "muerte cerebral"?

Bajo las siguientes condiciones un riñón no puede ser aceptado de un donador con muerte cerebral:

1. Un paciente con infeciones activas.

2. Un paciente que sufre de VIH ó hepatitis B.

3. Un paciente con hipertensión de larga evolución, diabetes mellitus, enfermedad renal o la presencia de falla renal.

4. Paciente con cáncer (excepto tumor cerebral).

5. Un paciente menor de 10 años ó mayor de 70 años.

¿Cuáles otros órganos pueden ser donados por donadores cadavéricos?

Los donadores cadavéricos pueden donar ambos riñones y salvar la vida de dos pacientes. Al igual que los riñones, otros órganos que pueden ser donados son ojos, corazón, hígado, piel, páncreas, etc.

¿Quienes son los miembros del equipo de trasplante renal cadavérico?

Para el trasplante renal de donador muerto (cadavérico) un equipo de trabajo apropiado es necesario, este incluye:

- Familiares del donador renal muerto para consentimiento legal.

- Médico tratante del donador.

- Coordinador del trasplante cadavérico, quien explica y ayuda a los familiares del paciente para la donación renal.

Después del trasplante renal, el paciente puede disfrutar de una vida activa y normal.

- El neurólogo que diagnostica la muerte cerebral.

- El nefrólogo, urólogo y su equipo, quienes realizarán el trasplante renal.

¿Cómo se realiza el trasplante renal cadavérico?

Aspectos importantes del trasplante renal cadavérico son:

- El diagnóstico apropiado de muerte cerebral es mandatorio.

- La investigación necesaria para confirmar que ambos riñones están perfectamente sanos y que no existe una enfermedad sistémica en el donador, que contraindique el procedimiento.

- Consentimiento de los familiares del donador.

- El donador es mantenido con el ventilador y los demás dispositivos necesarios para mantener la respiración, el latido cardiaco y la presión sanguínea hasta que los riñones sean removidos del cuerpo.

- Después de la remoción, los riñones son lavados apropiadamente con líquido especial frío y son preservados en hielo.

- Una vez que el donador cadavérico ha donado ambos riñones, dos receptores pueden tener un trasplante renal de cadáver.

- A través del grupo sanguíneo, la compatibilidad de HLA y las pruebas cruzadas tisulares, se selecciona el receptor apropiado de la lista de espera para trasplante renal cadavérico.

- Dado que el trasplante inmediato es benéfico, la preparación inmediatamente después y la operación del trasplante renal es realizado en ambos receptores.

- Los métodos quirúrgicos del trasplante renal en un receptor, permanecen siendo similares para un donador renal vivo o cadavérico.

La donación de órganos es un acto espiritual que puede ser más sagrado que salvar una vida.

- La preservación del riñón antes del trasplante causa algún daño, debido a la pérdida de oxígeno por falta de aporte sanguíneo y la exposición al frio durante el depósito en hielo. Debido a tal daño, el riñón cadavérico puede no funcionar inmediatamente después del trasplante y un soporte con diálisis durante un periodo de tiempo corto puede ser necesario en muchos pacientes.

¿Se da algún pago a la familia del donador?

No. Los familiares del donador no reciben ningún pago y el receptor renal no paga por el niñón a nadie. Si aún despues de la muerte, la donación renal puede dar vida a alguien, este en un regalo invaluable. La recompensa de tal gesto de amabilidad y humanitarismo, es una sensación de inmensa alegría y satisfacción. La satisfacción de salvar la vida de una persona enferma es mayor que cualquier ganancia económica.

La donación es altruista y libre de toda presión.

Capitulo 15

Enfermedad Renal Diabética
Luz Alcantar-Vallin, MD

El número de personas que padecen diabetes mellitus se está incrementando en todo el mundo. El mayor impacto del creciente número de pacientes diabéticos es el incremento en la incidencia de enfermedad renal diabética.

¿Qué es la enfermedad renal diabética?

La glucosa persistentemente elevada daña los pequeños vasos del riñón en la diabetes de larga evolución. Este daño inicialmente causa pérdida de proteínas en la orina. Subsecuentemente, esto causa hipertensión, edema y síntomas graduales de daño renal. Finalmente, el deterioro progresivo lleva a insuficiencia renal severa (enfermedad renal en estadio terminal). Este problema renal inducido por la diabetes, es conocido como enfermedad renal diabética. Nefropatía diabética es el término médico usado para la enfermedad renal diabética.

¿Por qué es importante conocer la enfermedad renal diabética?

- La incidencia de la diabetes está incrementando rápidamente en todo el mundo. La India puede ser la capital del mundo de la diabetes.

- La enfermedad renal diabética (nefropatía diabética) es la causa más común de enfermedad renal crónica.

- La diabetes mellitus es responsable por 40-45% de los nuevos diagnósticos de enfermedad renal en estadio terminal (ERET).

- El costo de la terapia de ERET es muy alto, el cual, los países en desarrollo como la India no se pueden permitir.

- El diagnóstico temprano y el tratamiento puede prevenir la

La diabetes es la causa más común de enfermedad renal crónica.

---

enfermedad renal diabética. En diabéticos con enfermedad renal crónica establecida, la terapia meticulosa puede postponer significativamente el avance de la enfermedad hasta diálisis o trasplante.

- Existe un incremento en el riesgo de muerte por causas cardiovasculares en pacientes con enfermedad renal diabética.

- Así, el diagnóstico de enfermedad renal diabética es una necesidad extremadamente necesaria.

¿Cuántos diabéticos desarrollan enfermedad renal diabética?

La diabetes mellitus es dividida en dos grandes tipos, con riesgos diferentes de desarrollar enfermedad renal diabética.

Diabetes Tipo 1 (DMID-Diabetes Mellitus Insulino-Dependiente): La diabetes tipo 1 ocurre comúnmente en jóvenes y la insulina es necesaria para controlarla. Cerca de 30-35% de los diabéticos tipo 1 desarrollan enfermedad renal diabética.

Diabetes Tipo 2 (DMNID-Diabetes Mellitus No Insulino-Dependiente). La diabetes tipo 2 generalmente ocurre en adultos y es controlada sin insulina en la mayoría de los pacientes. Cerca de 10-40% de los diabéticos tipo 2 desarrollan enfermedad renal crónica, siendo responsable de uno de cada tres nuevos casos.

¿Cuáles pacientes diabéticos pueden desarrollar enfermedad renal diabética?

Es difícil predecir cuales pacientes diabéticos desarrollarán enfermedad renal diabética. Los mayores factores de riesgo para su desarrollo son:

- Diabetes tipo 1 con inicio antes de los 20 años.

- Diabetes pobremente controlada (niveles elevados de HbA1c).

Signos de efectos dañinos de la diabetes en el riñón son proteínas excesivas en orina, hipertensión arterial y edema.

- Hipertensión pobremente controlada.

- Historia familiar de diabetes y enfermedad renal crónica.

- Problemas visuales (retinopatía diabética) ó daño nervioso (neuropatía diabética) debida a diabetes.

- Presencia de proteinas en orina, obesidad, tabaquismo y lípidos elevados.

¿Cuándo se desarrolla la enfermedad renal diabética en pacientes diabéticos?

La enfermedad renal diabética tarda muchos años en desarrollarse, así, raramente ocurre dentro de los primeros 10 años de la diabetes. Los síntomas de la enfermedad renal diabética se manifiestan 15-20 años después del inicio de la Diabetes tipo 1. Si una persona diabética no desarrolló enfermedad renal diabética en los primeros 25 años, el riesgo de desarrollarla disminuye.

¿Cuándo sospechar de enfermedad renal diabética en pacientes diabéticos?

Sospechar de enfermedad renal diabética en un paciente diabético si este:

- Inicia con orina espumosa o la presencia de albúmina/proteinas en orina (visto en estadio temprano).

- Desarrollo de presión arterial elevada o empeoramiento de la hipertensión pre-existente.

- Desarrollo de edema de tobillos, pies y cara; volumen urinario reducido o ganancia de peso (por acumulación de líquidos).

- Disminución en los requerimientos de insulina o medicamentos antidiabéticos.

> **Las dos pruebas diagnósticas más importantes de la enfermedad renal diabética son la prueba urinaria para proteína y creatinina sérica.**

- Historia de hipoglucemia frecuente (nivel bajo de azúcar). Mejor control de la diabetes con la misma dosis de medicamentos antidiabéticos con la que previamente estaba descontrolado.

- Diabetes controlada sin medicamentos. Muchos pacientes se sienten orgullosos y felices con la cura de la diabetes, pero el hecho actual y desafortunado, es que las personas tienen empeoramiento de la falla renal.

- La presencia de síntomas de enfermedad renal crónica (debilidad, fatiga, pérdida de apetito, naúseas, vómito, prurito, palidez o falta de aire) se desarrolan en estadios posteriores.

- Nivel séricos elevados de creatinina y urea.

¿Cómo se diagnostica la enfermedad renal diabética y cuál prueba la detecta más tempranamente?

Las dos pruebas más importantes, empleadas para el diagnóstico de la enfermedad renal diabética son la prueba urinaria para proteínas y la prueba sanguínea de creatinina (y TFG). La prueba ideal para detectar enfermedad renal diabética más tempranamente, es la prueba de microalbuminuria en orina. Después de esta, la mejor prueba diagnóstica es la detección de albúmina en orina por la prueba estándar de la tira reactiva en orina, la cual detecta la macroalbuminuria. La prueba sanguínea de creatinina (y TFG) refleja la función del riñón y el valor de la creatinina sérica se incrementa en los últimos estadios de la enfermedad renal diabética (generalmente después del desarrollo de la macroalbuminuria).

Qué es la micro y macroalbuminuria?

La albuminuria quiere decir presencia de albúmina (tipo de proteína) en orina. La microalbuminuria, significa la presencia de pequeñas

La prueba urinaria de microalbuminuria es la primera y la mejor para el diagnóstico de enfermedad renal diabética.

cantidades de proteínas en orina (albúmina urinaria de 30 a 300mg/día), la cual, no puede ser detectada en la prueba de orina rutinaria y es solo detectada en pruebas especiales. La macroalbuminuria significa la pérdida de grandes cantidades de proteínas en orina (albúmina urinaria >300mg/día) y es detectada en la tira reactiva realizada en orina.

¿Porqué la prueba de orina para microalbuminuria es la prueba ideal para el diagnóstico de enfermedad renal diabética?

Ya que la prueba urinaria para microalbuminuria puede diagnosticar enfermedad renal diabética en estadios tempranos, esta es la prueba ideal para el diagnóstico. El beneficio adicional de hacer el diagnóstico de la enfermedad renal diabética en este estadio (conocido como estadio de alto riesgo o estadio incipiente), es que la enfermedad puede ser prevenida o revertida con tratamiento meticuloso.

La prueba de microalbuminuria puede detectar nefropatía diabética 5 años antes que la prueba estándar con tira reactiva en orina y muchos años antes de que esta comience a ser nociva para causar síntomas o niveles elevados de creatinina sérica. En adición al riesgo renal, la microalbuminuria predice un incremento independiente en el riesgo de complicaciones cardiovasculares en pacientes diabéticos.

La habilidad de la microalbuminuria para el diagnóstico temprano, alerta al paciente sobre el desarrollo de la temida enfermedad y da la oportunidad al doctor para tratar a tales pacientes con más vigor.

¿Cuándo y cómo deberá ser hecha la prueba de microalbuminuria en diabéticos?

En diabetes tipo 1, la prueba de microalbuminuria deberá ser hecha después de 5 años del inicio de diabetes y subsecuentemente, cada

La prueba en orina anual para microalbuminuria es la mejor estrategia para el diagnóstico temprano de enfermedad renal diabética.

año. En diabetes tipo 2, la prueba de microalbuminuria deberá ser hecha al tiempo del diagnóstico y subsecuentemente, cada año.

¿Cómo es realizada la prueba de orina para microalbuminuria en diabéticos?

La microalbuminuria es un método para detectar pequeñas cantidades de proteína en orina, la cual no puede ser detectada por la prueba de orina rutinaria. Para el tamizaje de enfermedad renal diabética, una muestra aleatoria de orina es analizada primero por una prueba estándar con tira reactiva. Si la proteína es ausente en esta prueba, una prueba urinaria más precisa es realizada para detectar microalbuminuria. Si la albúmina en orina está presente en la prueba rutinaria, no es necesario realizar la prueba para microalbuminuria. Para diagnosticar nefropatía diabética correctamente, dos de tres pruebas para microalbuminuria deben ser positivas en un periodo de tres a seis meses, en ausencia de infección del tracto urinario.

Tres métodos son usados más frecuentemente para la detección de microalbuminuria:

Prueba de orina al azar: Esta prueba es realizada por una tira reactiva o tableta. Esta es una prueba simple que puede ser realizada en el consultorio y es menos costosa. Pero esta prueba es menos sensible. Así, cuando la prueba de microalbuminuria es positiva por tira reactiva o tableta, esta deberá ser confirmada por el cociente de albúmina-creatinina.

Cociente albúmina-creatinina: El cociente de albúmina-creatinina urinario (CAC) es más específico, seguro y sensible para medir la microalbuminuria. El CAC estima la excreción del albúmina en orina de 24 horas. En una muestra urinaria matutina, el cociente albúmina-creatinina entre 30-300mg/gr es diagnóstico de microalbuminuria (CAC

La prueba con tira reactiva en orina para diagnosticar macroalbuminuria es la opción diagnóstica más factible en países en desarrollo.

normal es <30mg/g). Debido a problemas de disponibilidad y costo, el número de pacientes diabéticos en quienes el diagnóstico de microalbuminuria es establecido por este método, es reducido en países en desarrollo.

Recolección de orina de 24hrs para microalbuminuria: La albúmina urinaria total entre 30 y 300mg en orina de 24hrs sugiere microalbuminuria. Aunque este es el método estándar para el diagnóstico de microalbuminuria, este es incómodo y aumenta poco la sensibilidad.

¿Cómo ayuda la prueba estándar con tira reactiva urinaria en el diagnóstico de enfermedad renal diabética?

La prueba estándar con tira reactiva (comúnmente reportada como "trazas" a 4+) es un método utilizado más frecuentemente y de manera rutinaria para la detección de proteínas en orina. En pacientes con diabetes, la prueba de la tira reactiva en orina es un método fácil y rápido de detectar macroalbuminuria (albúmina en orina >300mg/día). La presencia de macroalbuminuria refleja el estadio 4-enfermedad renal diabética establecida.

En el desarrollo de la enfermedad renal diabética, la macroalbuminuria sigue a la microalbuminuria (estadio 3- enfermedad renal diabética incipiente), pero generalmente precede al daño renal más severo, por ejemplo, síndrome nefrótico y al incremento en la creatinina sérica debida a enfermedad renal crónica.

Para el diagnóstico de enfermedad renal diabética, la detección de microalbuminuria es la mejor y más temprana prueba. La detección de macroalbuminuria por la prueba de la tira reactiva en orina sugiere el siguiente estadio en la enfermedad renal diabética.

Mantener la presión arterial por debajo de 130/80 y usar los antihipertensivos del grupo de IECA y ARA de manera temprana.

Pero en los países en desarrollo, debido a los costos y falta de disponibilidad, la prueba para microalbuminuria es realizada en muy pocos pacientes diabéticos. En tal escenario, la prueba de la tira reactiva en orina para diagnósticar la macroalbuminuria es la siguiente mejor opción diagnóstica.

La prueba de tira reactiva en orina es un método simple y barato, el cual está disponible aún en centros pequeños y por lo tanto, es la opción ideal y más factible para el tamizaje de enfermedad renal diabética en las poblaciones. El manejo vigoroso aún en este estadio de enfermedad renal diabética es benéfico y retrasa el avance hacia diálisis o trasplante renal.

¿Cómo se diagnóstica la enfermedad renal diabética?

Método ideal: El tamizaje anual de pacientes diabéticos con la prueba urinaria para microalbuminuria y prueba sanguínea de creatinina (y TFG).

Método practico: La medición cada tres meses de la presión sanguínea y la prueba con tira reactiva en orina; y la prueba sanguínea cada año para medir creatinina (y TFG) en todos los pacientes diabéticos. Este método para detección de la enfermedad renal diabética es facilmente asequible y posible aún en pequeños pueblos de países en desarrollo.

¿Cómo puede la enfermedad renal diabética ser prevenida?

Consejos importantes para prevenir la enfermedad renal diabética son:

- Seguimiento regular con el doctor.
- Alcanzar el mejor control de la diabetes. Mantener los niveles de HbA1c menos de 7.
- Mantener la presión arterial menos de 130/80mmHg. El uso temprano de los fármacos antihipertensivos de los grupos de los

---

El tratamiento meticulosos de los factores de riesgo cardiovasculares es parte esencial del manejo de la enfermedad renal diabética.

inhibidores de la enzima convertidora de angiotensina (IECA) y los antagonistas del receptor de angiotensina (ARA).

- Consumo restringido de sal y azúcar, una dieta baja en proteinas, colesterol y grasas.

- Analizar la función renal al menos una vez al año a través de la medición del albúmina en orina y la creatinina en las pruebas sanguíneas (y TFG).

- Otras medidas: Ejercicio de manera regular y mantener el peso ideal. Evitar el alcohol, tabaquismo, productos del tabaco y el uso indiscriminado de analgésicos.

Tratamiento de la enfermedad renal diabética

- Garantizar el control apropiado de la diabetes.

- El control meticuloso de la presión arterial de manera regular y mantenerla debajo de 130/80mmHg. El tratamiento de la hipertensión enlentece la progresión de la enfermedad renal crónica.

- Los inhibidores de la enzima convertidora de angiotensina (IECA) y los antagonistas del receptor de angiotensina (ARA) tienen ventajas especiales en pacientes diabéticos. Estos fármacos antihipertensivos tienen beneficio adicional de retrasar la progresión de la enfermedad renal. Por máximo beneficio y protección renal, estos fármacos son administrados en estadios tempranos de enfermedad renal diabética cuando la microalbuminuria está presente.

- Para reducir el edema, los fármacos que incrementan el volumen urinario (diuréticos) son dados junto con la restricción del consumo de sal y líquidos.

- Los pacientes con insuficiencia renal debida a enfermedad renal diabética son propensos a hipoglucemia y por lo tanto, necesitan modificaciones en las terapias farmacológicas para la diabetes. La

---

**Los farmacos IECAs y ARAs retrasan
la progresión del daño renal.**

---

insulina de corta acción es preferida para el control de la diabetes. Evitar agentes hipoglucemiantes orales de larga acción. La metformina generalmente es evitada en pacientes con creatinina sérica mayor de 1.5mg/dL debido al riesgo de acidosis láctica.

- En la enfermedad renal diabética con creatinina elevada, todas las medidas del tratamiento de la enfermedad renal crónica deberán ser implementadas (Discutido en el capítulo 12).

- Evaluar y manejar los factores de riesgo cardiovascular de manera agresiva (tabaquismo, incremento en lípidos, glucosa sanguínea elevada, presión arterial elevada, etc).

- La enfermedad renal diabética con insuficiencia renal avanzada necesita diálisis o trasplante renal.

¿Cuándo debería un paciente con enfermedad renal diabética contactar al doctor?

El paciente con enfermedad renal diabética deberá contactar al doctor inmediatamente en caso de:

- Ganancia de peso rápida e inexplicable, reducción marcada del volumen urinario, empeoramiento del edema o dificultad respiratoria.

- Dolor torácico, empeoramiento de la hipertensión arterial pre-existente o frecuencia cardiaca muy lenta o rápida.

- Debilidad severa, pérdida del apetito o vómito, o palidez.

- Fiebre persistente, escalofríos, dolor o ardor durante la micción, orina con mal olor o sangre en la orina.

- Hipoglucemia frecuente (nivel de azúcar bajo) ó disminución en los requerimientos de insulina o médicamentos antidiabéticos.

- Desarrollo de confusión, somnolencia o convulsiones.

La hipoglucemia frecuente se presenta comúnmente en presencia de falla renal avanzada.

Capitulo 16

Poliquistosis Renal
Daniel Murillo-Brambila, MD

La poliquistosis renal autosómica dominante es la enfermedad renal genética mas común, caracterizada por el crecimiento de numerosos quistes en el riñón; la poliquistosis renal es la cuarta causa de enfermedad renal crónica y otros órganos pueden estar afectados; los quistes pueden ser vistos en hígado, cerebro, intestino, páncreas, ovarios y bazo.

¿cual es la incidencia de la poliquistosis renal?

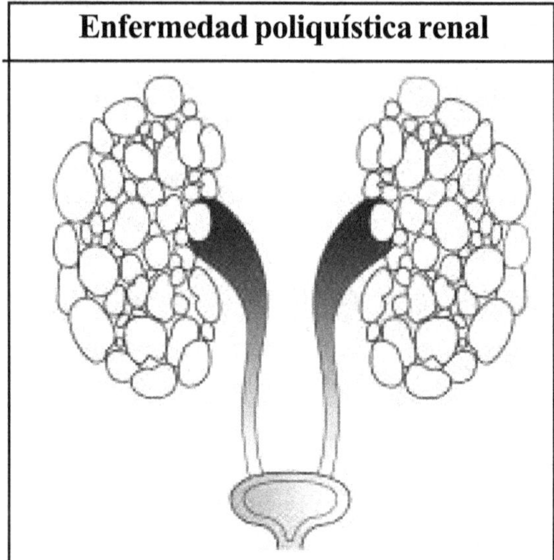

Es una enfermedad autosómica dominante sin diferencia de razas, ocurre tanto en mujeres como en hombres y afecta en 1:1,000 personas; el 5% de la enfermedad renal crónica que requieres diálisis o en espera de trasplante renal tienen poliquistosis renal.

¿Cómo se afecta el riñón en la poliquistosis renal?

- En la enfermedad poliquistica renal autosómica dominante, se tienen múltiples quistes que son vistos en ambos riñones.

- Los quistes con el tiempo van incrementando su tamaño y lentamente van comprimiendo el tejido renal sano y dañándolo.

- Tal daño conduce a hipertensión arterial, proteinuria y reducción de la función renal causando daño renal crónico.

- En un periodo largo de tiempo la falla renal puede empeorar conduciendo a un estadio renal terminal, requiriendo tratamiento dialítico o trasplante renal.

Síntomas de poliquistosis renal

Mucha personas que padecen esta enfermedad autosómica dominante, pueden vivir muchos años sin presentar síntomas, la mayoría de los pacientes cursa con síntomas después de los 30 a 40 años de edad, comúnmente los síntomas son:

- Hipertensión arterial.
- Dolor en espalda, en flancos de ambos lados.
- Tumoraciones palpables en abdomen.
- Hematuria y proteinuria.
- Infecciones recurrentes del tracto urinario.
- Síntomas de enfermedad renal crónica terminal.
- Gran variedad de síntomas debido a los quistes que se presentan en cerebro, hígado, intestino, etc.
- Las complicaciones en paciente con poliquistosis renal son: aneurisma cerebral, hernias abdominales, diverticulitis, infecciones en los quistes hepáticos, anormalidades en válvulas cardiacas, cerca del 10% cursa con aneurismas cerebrales, esto es una debilidad de las paredes de los vasos sanguíneos, la aneurisma cerebral causa cefalea y puede aumentar el riesgo de ruptura del mismo que puede causar un evento cerebral vascular e inclusive la muerte.

¿Todas las personas que tiene poliquistosis renal puede desarrollar insuficiencia renal?

No, la insuficiencia renal no ocurre en todas las personas que tienen esta enfermedad, acerca del 50% de los pacientes con quistes renales tiene falla renal alrededor de los 60 años de edad, y cerca del 60%

Más de la mitad de los pacientes con poliquistosis renal avanzan a falla renal teminal.

---

tendrá enfermedad renal crónica alrededor de los 70 años. El riesgo de desarrollar insuficiencia renal crónica es alta en pacientes varones con poliquistosis que cursan en edad joven con hipertensión arterial, hematuria, proteinuria y un gran tamaño renal debido a los quistes.

Diagnostico de poliquistosis renal

Los pruebas diagnosticas son:

- **Ultrasonido renal:** este es el estudio mas comúnmente usado para el diagnostico de poliquistosis renal, debido a su seguridad, simpleza, no doloroso para el paciente y de bajo costo.

- **TAC o RMN:** estos estudios de imagen son mas precisos, pueden detectar pequeños quistes que el ultrasonido no puede visualizar, pero también estos estudios de imagen tienen alto costo.

- **Detección familiar:** debido a que la poliquistosis es una enfermedad hereditaria en cada hijo de la familia tiene el riesgo de padecer esta enfermedad cerca del 50%, la detección familiar nos puede ayudar en el diagnostico temprano de esta enfermedad poliquistica.

- **Pruebas para valorar la función renal en enfermedad poliquistica:** sedimento urinario valora la presencia de sangre o proteínas, creatinina sérica para monitorizar la función renal.

- **Diagnostico incidental:** algunas veces la enfermedad poliquistica renal es detectada en un examen medico de rutina o durante la realización de un ultrasonido por alguna otra causa.

- **Pruebas genéticas:** este son estudios muy especializados, usado para detectar si algún miembro de la familia tiene el gen que causa la poliquistosis renal;este estudio debería realizarse solo si el estudio de imagen no es capaz de mostrar nada y está disponible solo en algunos centros especializados; es demasiado caro y raramente se usa para hacer el diagnostico.

El ultrasonido renal es la prueba más sencilla para detectar quistes renales.

¿Qué miembro de la familia debería realizarse pruebas diagnosticas para Poliquistosis Renal?

Hermanos e hijos de pacientes que tienen poliquistosis renal deberían ser estudiados.

¿Los hijos de pacientes con poliquistosis renal tienen el riesgo de desarrollar la misma enfermedad?

No, la poliquistosis renal es una enfermedad hereditaria, en el cual la madre o padre que padecen esta enfermedad autosómica dominante, el riesgo de que los hijos la padezcan es alrededor del 50%.

Prevención de la enfermedad poliquistica renal:

Actualmente no hay tratamiento para esta patología que pudiera prevenir o disminuir la formación de quistes renales. El escrutinio familiar de los miembros de la familia puede dar el diagnostico temprano; esto da la oportunidad de tratar la poliquistosis renal de una mejor manera. El diagnostico temprano y tratamiento de la hipertensión arterial previene el desarrollo de la enfermedad renal crónica. La modificación del estilo de vida y la dieta en pacientes con esta enfermedad, protege al riñón así como el corazón. Una de las desventajas del diagnostico temprano es que la persona puede desarrollar ansiedad respecto a su enfermedad.

¿Por qué no es posible reducir la incidencia de la enfermedad poliquistica renal?

Esta enfermedad es diagnosticada usualmente por arriba de los 40 años de edad o mas, la mayoría de las personas tienen hijos antes de esta edad por lo cual no es posible prevenir la transmisión de esta enfermedad a la siguiente generación.

¿Tratamiento de poliquistosis renal?

Esta enfermedad no es curable, pero necesita tratamiento para:

- Proteger los riñones y retrasar la progresión al daño renal crónico

---

El escrutinio familiar es el mejor método de detección temprana de la poliquistosis renal.

---

hacia un estadio terminal, así como prolongar la sobrevida.

- Prevenir las complicaciones y el control de los síntomas.

Importantes medidas para el tratamiento

- El paciente se encuentra asintomático en los primeros años después del diagnostico, en el cual no requiere tratamiento; los pacientes requieren monitorización periódica.

- Estricto control de la tensión arterial disminuirá la progresión a la enfermedad renal crónica.

- Control del dolor con analgésicos no nefrotoxicos como el acetaminofén o aspirina; el dolor crónico o recurrente en esta enfermedad es debido a la expansión de los quistes.

- Tratamiento oportuno y adecuado para la infecciones del tracto urinario.

- Tratamiento temprano de la litiasis renal.

- La ingesta de abundantes líquidos ayuda a la prevención de infecciones del tracto urinario y la formación de litos renales.

- En algunos pacientes el drenaje quirúrgico o drenaje guiado por imagen de los quistes se indica en caso de importante dolor, sangrado, infecciones y obstrucción.

¿ Cuando el paciente con poliquistosis renal deberá contactar al medico?

El paciente con esta enfermedad deberá contactar al medico inmediatamente sin presenta lo siguiente:

- Fiebre, dolor abdominal repentino o hematuria franca.

- Cefaleas recurrentes.

- Lesiones accidentales en los riñones aumentados de tamaño.

- Dolor precordial, anorexia, emesis, debilidad muscular, confusión, alteración del estado de alerta y convulsiones.

Los pacientes con riñones poloquísticos requieren de evaluación médica periódica.

Capitulo 17

Vivir con un Solo Riñón
Paulina Albarran-Lopez, MD

El tener un solo riñón es motivo de preocupación pero con algunas precauciones y una vida saludable las personas con un solo riñón pueden vivir una vida normal.

¿Cuáles son los problemas a los que se enfrenta un paciente conun solo riñón para poder llevar una vida lo más parecido a lo normal?

La mayoría de las personas nacen con dos riñones. Pero debido a su capacidad, incluso un riñón es capaz de realizar las funciones normales de ambos riñones. Entonces una persona con un solo riñón no tiene ningún problema en realizar actividades rutinarias, actividad sexual o trabajo extenuante.

Un solo riñón es suficiente para llevar una vida normal y activa, toda la vida. En la mayor parte de los casos la persona nace con un solo riñón pero el diagnostico se realiza accidentalmente cuando le realizan estudios radiológicos por razones completamente diferentes.

En pocas personas con un solo riñón, Luego de un largo periodo de tiempo (años) puede ocasionar elevación de cifras tensionales, perdida de proteínas por orina. Es muy rara la reducción de la función renal.

¿Cuáles son las causas de un solo riñón?

Tres circunstancias comunes en las que una persona tiene un solo riñón:

1. La persona nació con un solo riñón.

2. Un riñón fue retirado quirúrgicamente. Las razones más importantes por las que es removido un riñón son enfermedad litiásica, cáncer, obstrucción, colección de pus en el riñón, lesión traumática severa.

Después del trasplante renal, el paciente puede disfrutar de una vida activa y normal.

---

3. Un riñón fue donado para trasplante.

¿Cuáles son las posibilidades de tener un solo riñón de nacimiento?

Muchas personas nacen con un solo riñón. La posibilidad de tener un solo riñón de nacimiento es de alrededor de una en 750 personas. Un solo riñón es más común en hombres y usualmente el izquierdo es el riñón faltante.

¿Por qué requieren precauciones las personas con un solo riñón?

Las personas con un solo riñón no tienen ningún problema. Pero puede ser comparado con doble rodador sin rueda de repuesto.

En la ausencia del segundo riñón, si ocurre un daño renal severo y repentino, la falla renal aguda es obligada que ocurra y todas las funciones renales empeorarán rápidamente.

La falla renal aguda puede causar muchos problemas y complicaciones y requiere pronta atención. Dentro de un corto periodo de tiempo, la severidad de los problemas se incrementa y puede causar complicaciones que amenacen la vida. Los pacientes requieren diálisis urgente. Para evitar el daño renal y sus consecuencias, se deben tomar precauciones en toda la población con un solo riñón.

¿En qué circunstancias hay riesgo de daño severo y repentino en el riñón solitario?

Las circunstancias de un daño severo y repentino en el riñón solitario son:

1. Bloqueo repentino del flujo urinario debido a un lito o coagulo en el uretero. Porque el bloqueo de orina detiene el flujo de salida del riñón.

La donación de órganos es un acto espiritual que puede ser más sagrado que salvar una vida.

---

2. Durante una cirugía abdominal al ligar accidentalmente un uréter de riñón único. Debido a que la orina formada en el riñón desciende por el uréter a la vejiga.

3. Lesión al riñón. Existe riesgo de lesión al riñón por deporte de contacto como boxeo, hockey, football, artes marciales y lucha. El riñón único se convierte en más grande de lo normal al enfrentarse a los requerimientos del cuerpo, lo que lo hace más vulnerable a la lesión.

¿Qué precauciones son recomendadas para proteger al riñón?

Las personas con riñón único no requieren tratamiento. Pero es prudente tomar precauciones para proteger al riñón único. Las precauciones son :

- Tomar suficiente agua(alrededor de 3 litros diarios)

- Evitar la lesión, evitando los deportes de contacto como boxeo, hockey, football, artes marciales y lucha.

- Adecuada prevención y tratamiento temprano de infección del tracto urinario y enfermedad litiásica

- Antes de iniciar cualquier tratamiento o cirugía abdominal el medico debe de estar enterado de que el paciente tiene riñón único

- Control de presión arterial, ejercicio regular, dieta saludable y balanceada, evitar analgésicos, dieta alta en proteínas, restringir la ingesta diaria de sal(sodio); en caso de hacerlo avisar a su médico.

- Valoración médica regular. El consejo más importante para las personas con riñón único es el chequeo médico regular. Monitorizar la función renal mediante mediciones de tensión arterial y pruebas de sangre y orina una vez al año. La valoración medica puede ayudar a detectar signos tempranos de problemas renales y desarrollo de

---

Después del trasplante renal, el paciente puede disfrutar de una vida activa y normal.

---

daño renal. La detección de problema renal dan la oportunidad para otorgar tratamiento y cuidados a tiempo.

¿Cuándo un paciente con riñón único debe contactar al médico?

Pacientes con riñón único deben contactar inmediatamente al médico si:

- Dejar de orinar repentinamente.
- Requiere tomar analgésicos o necesita realizar estudios radiográficos diagnósticos.
- Lesión accidental del riñón.
- Fiebre, hematuria, dolor al orinar.

La donación de órganos es un acto espiritual que puede ser más sagrado que salvar una vida.

Capitulo 18

Infecciones del Tracto Urinario
Fernando E. Nuñez-Gómez, MD

Los riñones, los uréteres, la vejiga y la uretra conforman el sistema urina©rio. Las infecciones del tracto urinario (ITU) son una infección bacteriana que afecta cualquier parte del tracto urinario. ITU son el segundo tipo de infección más común en el cuerpo.

¿Cuáles son los síntomas de las infecciones del tracto urinario?

Los síntomas de la infección del tracto urinario pueden variar de acuerdo a la severidad de la infección, tiempo y localización de la infección en el tracto.

Síntomas más comunes de la infección del tracto urinario

- Sensación quemante o dolor durante la micción
- Aumento de frecuencia urinaria y persistente urgencia de micción
- Fiebre y malestar general
- Orina con mal olor y orina turbia

Síntomas a causa de infección en la vejiga (Cistitis)

- Sensación de incomodidad abdominal en vientre bajo
- Micción frecuente y dolorosa con pequeña cantidad de orina
- Usualmente fiebre de bajo grado sin dolor en flancos
- Sangre en orina

Síntomas a causa de infecciones del tracto urinario alto (Pielonefritis)

- Dolor de espalda alta y en flancos
- Fiebre del alto grado con escalofríos
- Nausea, vomito, debilidad, fatiga y sensación de malestar general

---

La obstrucción del tracto urinario es una causa importante de ITU recurrente.

- Cambios del estado mental y confusión en pacientes ancianos

Esta es la forma más severa de infección del tracto urinario. El tratamiento inadecuado o retardado puede comprometer la vida del paciente.

¿Cuáles son las causas de infecciones recurrentes del tracto urinario?

1. **Obstrucción del tracto urinario.** Varias causas subyacentes las cuales puedan ocasionar obstrucción del tracto urinario pueden ocasionar ITU recurrentes.

2. **Género femenino.** A causa de que en la mujer la uretra es más corta que en hombre, son más susceptibles a ITU.

3. **Relaciones sexuales.** Las mujeres que son sexualmente activas tienden a tener más infecciones del tracto urinario que las mujeres que no son sexualmente activas.

4. **Cálculos urinarios.** Cálculos renales ureterales o en la vejiga pueden bloquear el flujo urinario y aumentar el riesgo de ITU.

5. **Sondas urinarias.** A las personas con sondas permanencia tienen riesgo implementado de ITU.

6. **Anormalidades congénitas del tracto urinario.** Los niños con anormalidades congénitas del tracto urinario tal como el reflujo vesicoureteral (con condición en la cual la orina retrocede de la vejiga hacia los uréteres) y válvula uretral posterior tienen riesgo aumentado para ITU.

7. **Hiperplasia prostática benigna.** Hombres mayores de 60 años son propensos a ITU por agrandamiento del a próstata (Hiperplasia prostática benigna-HBP).

8. **Sistema inmune suprimido.** Pacientes con diabetes, VIH o cáncer tienen un riesgo más alto para ITU.

Las ITU usualmente no causan daño renal en adultos en ausencia de bloqueo del flujo urinario.

---

9. **Otras causas.** Estrechamientos de la uretra o uréteres, tuberculosis del tracto genitourinario, vejiga neurogénica o divertículos vesicales.

¿Pueden las infecciones del tracto urinario causar daño a los riñones?

Las infecciones del tracto urinario recurrente usualmente no causan daños en los riñones en adultos.ITU en adultos pueden causar daño en los riñones si existen factores predisponentes, tales como cálculos, bloqueos o estrechamientos del flujo urinario y tuberculosis del tracto genitourinario no corregida. Sin embargo, en niños, el tratamiento inadecuado o retardado de las infecciones del tracto urinario puede causar daño irreversible a los riñones en crecimiento. Este daño puede conducir a reducción de la función renal y presión sanguínea elevada a lo largo de la vida. Así que el problema de las infecciones del tracto urinario es más serio en niños comparado con los adultos.

Diagnóstico de la infección del tracto urinario

Se deben llevar a cabo investigaciones para establecer el diagnóstico y severidad de la infección del tracto urinario. En una persona con infección del tracto urinario complicada o recurrente diferentes exámenes son realizados para establecer el diagnóstico de factores predisponentes o de riesgo.

Investigaciones básicas para infección del tracto urinario

1. Examen de orina

El examen de cribado más importante para ITU es el urianálisis de rutina. La muestra urinaria matutina es preferible para este examen. En el examen microscópico de orina, la presencia de células blancas sanguíneas en forma significativa son sugestivas de ITU.La presencia de células blancas sanguíneas en la orina sugieren información del tracto urinario pero su ausencia no excluyen ITU.

El cultivo de orina y su sensibilidad son un examen valioso para el diagnóstico y tratamiento de ITU.

El examen con la tira reactiva urinaria (esterasa leucocitaria y nitritos) es un examen de cribado útil para ITU el cual puede ser realizado en la oficina o en el hogar. Un examen positivo de la tira reactiva sugiere ITU y que el paciente necesita evaluación adicional. La intensidad del cambio de color en la tira reactiva es proporcional al número de bacterias en la orina. La tira reactiva urinaria para ITU no se encuentra ampliamente disponible en la india.

2. Cultivo urinario y sensibilidad del examen

El examen del oro para el diagnóstico de ITU es el cultivo de orina y debe de ser realizado antes de iniciar terapia antibiótica. El cultivo de orina es recomendado para ITU complicada o resistente al tratamiento y en algunos casos para la confirmación del diagnóstico clínico de infección del tracto urinario.El cultivo de orina tarda de 48 a 72 horas. El retraso entre la colección de la muestra y la disponibilidad del reporte es uno de los mayores inconvenientes de este examen.

En base a la naturaleza del crecimiento de organismos en el cultivo urinario, se puede determinar la severidad de la infección así como el tipo de organismo responsable.El cultivo de orina identifica a la bacteria especifica causante de la infección y determina que tipo de antibióticos pueden ser usados para el tratamiento. Para evitar contaminaciones potenciales de la muestra de orina, se indica a la persona a realizar limpieza del área genital previo a la toma y recolectar muestra de chorro medio en un contenedor estéril.

Algunos otros métodos utilizados para recolección de la muestra con la aspiración supra púbica, toma por colocación de sonda y toma de muestra de bolsa urinaria.

3. Examen sanguíneo

Los exámenes sanguíneos usualmente realizados en ITU son hemoglobina, recuento total y con diferencial de células blancas, creatinina sérica, glucosa sanguínea y proteína C reactiva.

> **Para el tratamiento exitoso de ITU, es esencial el diagnostico de factores predisponentes subyacentes.**

Investigación para el diagnóstico de factores de riesgo o predisponentes.

Si la infección no responde al tratamiento o si hay repetición de infecciones, se requiere investigación adicional, como se menciona más abajo, para detectar factores de riesgo o predisponentes.

1. Radiografía y Ultrasonido abdominal

2. Tomografía computada o Resonancia Magnética abdominal

3. Cistouretrograma miccional (CUGM)

4. Urografía intravenosa (UIV)

5. Cistoscopia: este es un procedimiento en el cual el urólogo mira dentro de la vejiga a través de un instrumento especial llamado cistoscopio.

6. Valoración por ginecólogo

7. Pruebas de urodinamia

8. Cultivos sanguíneos

Prevención de las infecciones del tracto urinario

1. Tomar abundantes fluidos diariamente (3-4litros). Esto diluye la orina y ayuda en el lavado de bacterias de la vejiga y del tracto urinario.

2. Orinar cada 2 o 3 horas. No posponer ir al baño. Mantener la orina en la vejiga por largos periodos de tiempo da oportunidad a las bacterias de crecer.

3. Consumir alimentos con Vitamina C, ácido ascórbico y jugo de arándanos para acidificar la orina y reducir el crecimiento bacteriano.

4. Evitar el estreñimiento o tratarlo oportunamente.

5. Las mujeres y niñas deben asearse de adelante hacia atrás (no de atrás hacia adelante) después de usar el baño. Este hábito previene

---

Es esencial tomar abundante cantidad de agua para prevenir y tratar las infecciones del tracto urinario.

---

que las bacterias de la región anal se dispersen hacia la vagina y la uretra.

6. Limpiar la región genital y anal antes y después de tener relaciones sexuales. Orinar antes y después de las relaciones así como tomar un vaso de agua inmediatamente después de tener relaciones sexuales.

7. Las mujeres solo deben usar ropa interior de algodón, la cual permite la circulación de aire. Evitar pantalones ajustados y ropa interior de nylon.

8. Infecciones recurrentes del tracto urinario en mujeres después de la actividad sexual pueden ser prevenidas efectivamente tomando una sola dosis de antibióticos después del contacto sexual.

Tratamiento de la infección del tracto urinario

Medidas generales

Tomar abundante agua. Si la persona esta muy enferma, deshidratada o incapaz de tomar fluidos por vía oral debido a vómitos, se necesita hospitalizar para administración de fluidos intravenosos.

Tomar medicamentos para reducir la fiebre y el dolor. El uso de compresas calientes reduce el dolor. Evitar café, alcohol, fumar y comidas picantes, todo lo cual irrita a la vejiga. Seguir todas las medidas preventivas para infección del tracto urinario.

Tratamiento de infecciones del tracto urinario inferior (Cistitis, infecciones leves)

En una mujer joven saludable, antibioticoterapia por un termino de 3 días es usualmente suficiente. Algunos doctores prefieren un curso de 7 días de antibióticos. Ocasionalmente se usa una sola dosis de antibiótico. Los hombres adultos con ITU requieren antibióticos por 7 a 14 días.

El tratamiento de infecciones renales severas (Pielonefritis) necesita hospitalización y antibióticos intravenosos.

Los antibióticos vía oral comúnmente usados son Trimetoprim, Cefalosporinas, Nitrofurantoina y Fluoroquinolonas.

Tratamiento de infecciones severas del riñón (Pielonefritis)

Los pacientes con infecciones renales agudas de moderada a severa, aquellos con síntomas severos o pacientes enfermos requieren hospitalización. Cultivos urinarios y sanguíneos deben obtenerse antes de iniciar tratamiento para identificar la bacteria causante y hacer una selección apropiada de antibioticoterapia. Los pacientes son tratados con fluidos IV así como antibióticos intravenosos por algunos días, seguido de 10 a 14 días de antibióticos orales. Si la respuesta a antibióticos IV es pobre (marcada por síntomas persistentes, fiebre, empeoramiento de la función renal) esta indicado un estudio de imagen. El seguimiento con examen urinario es necesario para valorar la respuesta a la terapia.

Tratamiento de infecciones recurrentes del tracto urinario

En pacientes con ITU recurrente, es esencial la identificacion apropiada de la causa subyacente. De acuerdo a la causa subyacente se planea el tratamiento médico o quirúrgico específico. Estos pacientes requieren seguimiento, estricta adherencia a las medidas de prevención y tratamiento antibiótico preventivo por largo tiempo.

¿Cuándo un paciente con ITU debe de contactar al doctor?

Los pacientes con ITU deberían inmediatamente contactar al doctor si:

- Disminuye el volumen urinario o en caso de paro total de orina.
- Fiebre alta persistente, escalofríos, dolor de espalda y orina turbia o roja.
- Vómitos severos o debilidad muscular.
- Descenso de presión sanguínea.

**Fiebre, dolor de espalda y orina turbia
son signos de infección urinaria severa.**

Capitulo 19

Litiasis Renal
Carlos Rosales-Galindo, MD

Los cálculos renales son una enfermedad urológica muy común. La litiasis puede causar un dolor inaguantable. Pero algunas veces pueden existir silenciosamente sin síntomas. La enfermedad litiasica puede causar infección urinaria y daño renal en algunos pacientes, si no es tratada a tiempo. Una vez que ocurre, la recurrencia es común. Por lo que la prevención y el cuidado de la enfermedad por litos es esencial.

¿Que es la litiasis renal?

Es un masa de cristales rígidos formada dentro del riñón o dentro del tracto urinario. Por un incremento de la concentración de pequeñas partículas de oxalato de calcio, urato, fosfato, etc. en la orina que es la responsable de la formación de los litos. Millones de cristales de estas sustancias en el la orina se agregan gradualmente incrementando su tamaño y en largos periodos de tiempo formando los litos.

Normalmente, la orina contiene concentraciones de sustancias que previenen o inhiben la agregación de cristales. La reducción de los niveles de estas sustancias inhibitorias contribuyen a la formación de los litos. Urolitiasis es el termino medico usado para describir las piedras urinarias. Es de señalar que los cálculos biliares y los litos renales son diferentes.

¿Cual es el tamaño, la forma y la localización de los litos urinarios?

Los litos renales varian de tamaño y forma. Pueden ser pequeños como un grado de sal o pueden ser tan grandes como un pelota de tenis. La forma puede ser redonda u oval con una superficie lisa, por lo tanto estos litos causan menos dolor y la excreción natural es alta. Los litos

La recurrencia es común en personas con litiasis renal.

renales pueden ser irregulares o ásperos con superficie rugosa. Tales litos pueden causar mas dolor y son menos probablemente excretados.

Los litos pueden localizarse en cualquier lugar del tracto urinario pero se encuentran mas frecuentemente renales y descienden por dentro del uréter.

Cual son los tipos de litos renales?

Son 4 diferentes tipos de litos renales.

1. **Litos de calcio:** Estos son los más comunes, ocurren en el 70-80% de los casos. Son usualmente en forma de oxalato de calcio y menos común en forma de fosfato de calcio. Los litos de oxalato de calcio tienden a formarse cuando la orina es acida.

2. **Litos de estruvita:** Estruvita (Fostato amonio magnésico), son menos comunes (alrededor de 10 al 15%) y son el resultado de infecciones renales. Son mas comunes en mujeres y crecen solo en orina alcalina.

3. **Litos de acido úrico:** Suelen ser no tan comunes (alrededor del 5-10%) y mas probablemente se forman cuando el pH de la orina se encuentra muy acido y se mantiene persistentemente de esta manera. Los litos de acido úrico pueden formarse en los pacientes con gota, quienes tienen una dieta alta en proteínas de origen animal, ya que son deshidratadas o han sido sometidas a efectos químicos. Los litos de acido úrico son radiolucidos, no son detectables en los rayos X del abdomen.

4. **Litos de cistina:** son raros y son heredados en condiciones llamados cistinuria. Cistinuria es caracterizada por altos niveles de cistina en la orina.

Los litos renales más comunes son los de calcio y ácido úrico.

¿Que son los litos colariformes?

Los litos colariformes son cálculos de estruvita, muy grandes, ocupando una larga parte del riñón y parecidos a un cuerno de alce. Como los litos colariformes pueden no causar dolor o ser minino , el diagnostico se escapa en la mayoría de los casos y al final resulta en daño renal.

¿Qué factores contribuyen a la formación de los litos renales?

Todo el mundo es susceptible a la formación de litos. Varios factores pueden incrementar el riesgo a desarrollar litiasis renal.

- Reducción la ingesta de líquidos – Especialmente la de agua y la deshidratación.

- Historia familiar de litiasis renal.

- Dieta: Consumo de dieta alta en proteínas de origen animal, sodio y oxalato, pero baja ingesta de fibra y potasio que son contenidos en frutas cítricas.

- 75% de los litos renales y el 95% de los litos vesicales ocurren en hombres en edades entre 20 y 70 años y en los que presentan obesidad son mas vulnerables.

- Personas quienes se encuentran postradas en cama o por largos periodos inmóviles.

- En personas que viven en atmosferas húmedas y calientes.

- Las infecciones recurrentes de tracto urinario y bloqueo de flujo urinario.

- Enfermedades metabólicas: hiperparatiroidismo, cistinuria, gota, etc.

- El uso de medicamentos: diuréticos y antiácidos.

La dieta y el estilo de vida pueden incrementar el riesgo de formar litos renales.

¿Cuales son los síntomas de litiasis urinaria?

Los síntomas pueden variar dependiendo del tamaño, la forma la localización del lito en el tracto urinario. Comúnmente los síntomas son:

- Dolor abdominal.
- Sin síntomas. Detecciones accidentales de litiasis urinaria en chequeos de salud de rutina o durante la realización actividades físicas normales. La litiasis renal que no causa síntomas son detectadas accidentalmente sobre pruebas radiológicas y son conocidos como "Litos silentes".
- Aumento en la frecuencia y persistencia de urgencia urinaria.
- Náusea o vómito
- Paso de sangre en la orina (hematuria.
- Dolor y/o ardor al paso de la orina.
- Si los litos vesicales quedan atrapados a la entrada de la uretra, el flujo urinario súbitamente es obstruido durante la micción.
- Paso de los litos por la orina.
- En algunos casos los litos urinarios pueden causar complicaciones como son las infección recurrentes de tracto urinario y obstrucción del tracto urinario, causando daño renal temporal o permanente.

Características del dolor abdominal debido a lito urinario

- La severidad y la localización del dolor puede variar de persona a persona dependiendo del tipo, el tamaño y la posición de los litos dentro del tracto urinario. Recordando que el tamaño de los litos no se correlacionan con la severidad del dolor. Los litos pequeños rugosos usualmente causan dolor mas severo que los grandes con bordes lisos.

---

los litos pueden causar obstrucción
urinaria y falla renal permanente.

- El dolor puede variar desde ser vago en el flanco a la aparición súbita de un dolor severo e inigualable. El dolor es agravado por el cambio de postura o sacudidas. El dolor puede durar minutos a horas seguido de alivio. Es creciente que va y viene es lo característico de los litos renales.

- El dolor abdominal ocurre sobre el lado en donde el lito se presenta. El dolor clásico renal y de los litos uretrales son dolor desde la espalda hasta la ingle y son usualmente acompañado de náusea y vómito.

- Los litos vesicales pueden también causar dolor abdominal bajo y dolor durante la micción, el cual se percibe en la punta del pene.

- Mucha gente quien experimenta dolor abdominal súbito y severo corre a buscar inmediatamente atención medica.

¿Pueden los litos renales causar daño renal?

Si. Los litos renales o en los uréteres pueden bloquear u obstruir el flujo de l orina dentro del tracto urinario. Dicha obstrucción puede causar dilatación renal, que esta a su vez cuando es persistente por el bloqueo puede causar daño renal en largos tiempos en algunos pacientes.

Diagnostico de litiasis urinaria

Investigaciones son realizadas no solo para establecer el diagnostico de litiasis renal y para detectar complicaciones pero también para identificar factores que provocan la formación de los litos.

Investigaciones radiológicas

Ultrasonido: Es muy fácil de encontrar, menos caro y una prueba fácil que es usada muy comúnmente para el diagnostico de litiasis renal y puede detectar la presencia de obstrucción.

> **El ultrasonido renal es el examen más utilizado en el diagnóstico de litiasis renal.**

Radiografía uretero- vesical: El tamaño, forma y la posición de los litos renales en el tracto urinario puede ser vista por la radiografía renal uretero vesical. Este es el método mas usado para monitorizar la presencia y el tamaño de los litos antes y después del tratamiento.

Tomografía axial computada: La TC de tracto urinario es extremadamente exacta y el método de elección para identificar los litos de todos los tamaños y para determinar la presencia de obstrucción.

Urografía con contraste Intravenoso: frecuentemente menos usada pero es muy seguro para la detección de litos y obstrucción. El mayor beneficio de esta prueba es que provee información acerca de la función renal. La estructura del riñón y los detalles acerca de dilación ureteral que es mejor valorada en esta prueba.

Pruebas de laboratorio

Examen de orina: Este puede detectar infecciones y la medición del pH de la orina. La recolección de orina en 24hrs nos sirve para determinar el total del volumen urinario, el calcio, el fosforo, el acido úrico, magnesio, oxalato, citrato, sodio y creatinina.

Examen de sangre: Una prueba básica como el conteo completo de células sanguíneas, creatinina, electrolitos, glucosa sanguínea y en especial la prueba para identificar de manera certera los químicos los cuales promueven la formación de los litos tales como el calcio, el fosforo, el acido úrico y los niveles de la hormona paratiroides.

Análisis de los litos: Los litos excretados por si mismos o removidos por las diferentes modalidades de tratamiento. El análisis químico de los litos pueden establecer la composición, lo cual ayuda a decidir las medidas preventivas y el plan terapéutico.

El análisis de los litos ayuda a decidir las medidas preventivas y de tratamiento.

Prevención de los Litos Urinarios.

Para los litos renales se dice "una vez que el riñón sea formador de cálculos, es siempre formador". Los litos urinarios recurren en cerca del 50 al 70% de las personas. Por otro lado, con las precauciones apropiadas y el tratamiento la tasa de recurrencia puede reducirse a un 10% o menos. Por lo que todos los pacientes quienes sufren de litiasis renal deben seguir medidas preventivas.

A. Medidas Generales

Dieta es un importante factor que puede promover o inhibir la formación de la litiais urinaria. Medidas generales son necesarias para todos los pacientes con litiasis renal tales como:

1. La ingesta de líquidos abundantes

- Una simple medida y de las más importantes para prevenir la formación de los litos es tomar abundante agua. Tomar de 12 a 14 vasos (más de 3 litros) de agua al día. Para asegurar la toma atreves del día, cargar una botella de agua contigo.

- El beber agua es un dilema para muchos pacientes. Pero recuerda que para prevenir la formación de los litos la cantidad del agua es más importante que la calidad de la misma.

- Para la prevención de litiasis, la formación de suficiente volumen de orina por día es más importante que el volumen de fluidos ingeridos. Para estar seguro que se esta tomando suficiente agua, la medida total del volumen de orina por día debe ser mas de 2 a 2.5lts.

- El color de la orina te dirá de que tan regular estas tomando agua. Si se esta tomando suficiente agua a través del día, la orina debe ser diluida, limpia y casi cristalina. La orina diluida significa baja concentración de minerales, que previenen la formación de litos.

Beber suficiente agua para mantener una orina limpia y casi cristalina previene la formación de litos.

Amarillo, oscuro, concentración de orina sugiere inadecuada ingesta de agua.

- Para prevenir la formación de litos se debe hacer el habito de tomar dos vasos de agua durante cada alimento. Es particularmente importante tomar 2 vasos de agua antes de ir a la cama y un vaso adicional cada vez que se despierte por la noche, el tomar agua diariamente a media noche juega un rol importante. Ajustar una alarma para despertarse especialmente y tomar agua es de gran provecho.

- La alta ingesta de líquidos es recomendado en las personas con actividad física importante, en días calurosos, por que cantidades significativas de agua son perdidas a través de la respiración.

- La ingesta de fluidos tales como agua de coco, agua de cebada o de arroz, fluidos ricos en citrato, tales como limonada y jugo de pepino ayuda a incrementar la toma de fluidos totales y la prevención de litos.

- **Cuales líquidos deben ser ingeridos de preferencia para prevenir litos urinarios?**

La toma de fluidos tales como agua de coco, agua de cebada o arroz y fluidos ricos en citrato tales como limonada, jugo de tomate o pepino ayuda a la prevención de litos. Pero recuerda que al menos el 50% de la ingesta de fluidos debe ser agua.

- **¿Qué líquidos deben ser evitados por personas con litos urinarios?**

Deben ser evitados las uvas, arandano y jugo de manzana, tés fuertes, café, chocolate y bebidas endulzadas como los refresco de cola; y todas las bebidas alcohólicas, incluyendo la cerveza.

**Evita ingerir en exceso café, te, chocolate
y refrescos de cola.**

---

2. Restricción de sal

La restricción de sal en la dieta, evitar pepinillos, aperitivos, etc. Cantidades excesivas de sal o de sodio en la dieta puede incrementar la excreción de calcio en la orina así como incrementar el riesgo de formación de litos por calcio. Por lo que restringir la ingesta de sodio en menos de 100mEq o 6grs de sal de mesa por día ayudará a prevenir la formación de litos.

3. Disminuir la ingesta de proteínas animales

Evitar alimentos no vegetarianos como la carne de cordero, el pollo, el pescado y los huevos. Estos alimentos de origen animal tienen alto contenido de acido úrico/purinas y pueden incrementar el riesgo por litos de acido úrico y por calcio.

4. Dieta balanceada

Tener una dieta balanceada con mas vegetales y frutas reduce la carga de ácidos y tiende hacer la orina menos acida. Comer fruta como el plátano, la piña, arándano, cerezas y naranja. Comer vegetales como zanahorias, calabaza amarga, calabacín y pimientos. Comer alimentos con alto contenido de fibra como leguminosas, avena y psyllium.

Evitar o restringir los alimentos refinados como es el pan blanco, pastas y azúcar. La formación de litos renales esta asociado con una alta toma de azúcar.

5. Otros consejos

La restricción de la toma de vitamina C a menos de 1000mg/por día, evitar cenas muy abundantes por la noche. La obesidad es un factor de riesgo independiente para la formación de litiasis. Por lo que evitar la obesidad con el consumo de una dieta balanceada es importante.

---

ingiere una dieta rica en frutas y verduras y baja en sal y proteinas animales.

B. Medidas Especiales

1. Para prevenir la formación de litos de calcio

- Dieta: Es un mal concepto que el calcio debe ser evitado en los pacientes que sufren de litos renales. Comer saludable con una dieta con calcio, que incluya productos lácteos es necesario para prevenir la formación de litos. Nutricionalmente el calcio se une con el oxalato y es excretado, con la absorción de oxalato en el intestino y se reduce subsecuentemente la formación de litos. Pero cuando el calcio es menor en la dieta, por el contrario el oxalato se absorbe desde el intestino y promueve la formación de litos de oxalato.

- Evitar suplementos así como dietas bajas en calcio, por que ambas incrementan el riesgo de la formación de litos. Si los suplementos son necesarios, deben ser tomados con los alimentos para que el riesgo se reduzca.

- Medicamentos: Los diuréticos tiazidicos son de ayuda para prevenir la formación de litos.

2. Para prevenir los litos de oxalato

La gente con litos por oxalato de calcio deben limitar los alimentos altos en oxalato, dichos alimentos son:

- Vegetales: espinacas, rábanos , remolacha y papas dulces.

- Frutas y frutas secas: Fresa, frambuesa, natilla de manzana, uvas, nueces, cacahuates, almendras e higos.

- Otros alimentos: Pimiento verde, pastel de frutas, mermelada, chocolate obscuro, mantequilla de mani, alimentos altos en soya y cocoa.

- Bebidas: Jugo de uva, refrescos de cola y té negro.

Las tiazidas ayuda a prevenir los litos de calcio.

---

3. Para prevenir los litos de ácido úrico

- Evitar todas las bebidas alcohólicas.

- Evitar alimentos altos en proteínas de origen animal así como órganos (ej. Cerebro, hígado y riñón), pescado (ej. Anchovias, sardinas, arenque, salmón), cerdo, pollo, carne y huevo.

- Restringir leguminosas como frijoles y lentejas; vegetales como champiñones, espinacas, espárragos y coliflor.

- Restringir comidas altas en grasas como aderezos, helados cremosos y comida frita.

- Medicamentos: Alopurinol que inhibe la síntesis de acido úrico y disminuye la excreción urinaria de ácidos. El citrato de potasio para mantener la orina alcalina así como el ácido úrico precipita y forma litos en la orina.

- Otras medidas: reducción de peso.

Tratamiento de Litos Urinarios

Factores que determinan el tratamiento de litos urinarios depende de la disminución de los síntomas: el tamaño, la posición de los litos; y la presencia o ausencia de infección urinaria y obstrucción. Existen dos opciones de tratamiento:

A. Tratamiento conservador

B. Tratamiento quirúrgico

A. Tratamiento Conservador

La mayoría de los litos renales son pequeños (menos que 5mm de diámetro) suficiente para pasar por si mismo dentro de 3 a 6 semanas después de la aparición de los síntomas. El objetivo del tratamiento conservador es liberar los síntomas y ayudar al lito a ser excretado sin tratamiento quirúrgico.

> **La mayoría de los litos renales son pequeños y se expulsan expontáneamente.**

Tratamiento inmediato para los litos renales

El tratamiento del dolor inaguantable para pacientes puede requerir administración de AINES u opiáceos intramuscular o intravenosos. Para dolor menos severo los medicamentos orales son frecuentemente efectivos.

Abundante toma de liquidos

En los pacientes con dolor severo, la toma de líquidos debe ser moderado y no excesivo por que esto puede agravar el dolor. Pero en periodo libre de dolor, se debe tomar abundantes líquidos. Tomar mas de 2 a 3 litros de agua en el día ayuda en la liberación del lito sin intervención quirúrgica. Recordar que la cerveza no es un agente de tratamiento para los pacientes con litos. Los pacientes con dolor cólico severo y asociado a náusea, vómito y fiebre puede requerir infusión de solución salina intravenosa para corregir el déficit de liquidos. Los pacientes deben de guardar el lito expulsado para ser estudiado, una manera sencilla es colar la orina.

Otras medidas

Mantener un pH urinario apropiado es esencial. Los medicamentos como los bloqueadores de los canales de calcio y los inhibidores alpha, inhiben el espasmo del uréter y ayudan al paciente para pasar el lito a través del uréter por si mismo. El tratamiento de problemas asociados tales como náusea, vómito e infección del tracto urinario debe ser tratado. Seguido de todas las medidas preventivas especiales (asesorar al respecto de la dieta y los medicamentos necesarios).

B. Tratamiento Quirúrgico

Diferentes tratamientos quirúrgicos son disponibles para la litiasis renal que no pueden ser tratados con medidas conservadoras. Los métodos

---

Analgésicos, antiespasmódicos y abundante ingesta de agua ,constituye el tratamiento inicial.

usados mas frecuentemente son la litotripsia extracorpórea por ondas de shock, nefrolitotripsia percutánea, ureteroscopia y en raros casos cirugía abierta. Estas técnicas son iguales de efectivas pero algunas presentan mas complicaciones que las otras. Los urólogos deciden cual es el mejor método para cada paciente en particular.

¿Que pacientes, con litos urinarios, necesitan tratamiento quirúrgico?

La mayoría de los pacientes con litos pequeños pueden ser efectivamente tratados con tratamiento conservador. Pero la cirugía puede ser necesaria para remover los litos si:

- Si la causa es recurrente o el dolor es severo y no es excretado después de un periodo razonable de tiempo.

- Es muy grande para ser excretado por si mismo.

- Que presente bloqueo del flujo de orina significativamente y causa un daño renal.

- Si las causas urinarias son recurrentes como infecciones de tracto urinario o sangrado.

Proponer cirugía puede ser requerido en los pacientes con falla renal debido a obstrucción por litos de un riñón o ambos simultáneamente.

1. Litotripsia extracorpórea por ondas de shock (LECOS)

LECOS, es efectiva y es el tratamiento mas frecuentemente usado en la litiasis renal. La litotripsia es ideal para litos menores de 1.5cm en tamaño o en litos que se encuentren mas arriba del uréter.

La litotripsia se realiza con una alta concentración de ondas de choque o por ondas de ultrasonido producidas por una maquina que rompe los litos. Estos se deshacen en pequeñas partículas y pasan fácilmente a

---

La litotripsia es el tratamiento más frecuente de la litiasis renal.

---

través del tracto urinario por la orina. Después de la litotripsia los pacientes deben tomar líquidos a libre demandas para excretar los fragmentos. Cuando el uréter es bloqueado después de realizar el procedimiento por un lito grande, un STENT (tubo de plástico suave especial) es colocado en el uréter para evitar el bloqueo.

La litotripsia es generalmente seguro. Las complicaciones son hematuria, infecciones del tracto urinario, la extracción de los litos de manera incompleta (pueden requerir mas sesiones), fragmentación de litos incompletos (los cueles pueden conducir a obstrucción del tracto urinario), daño en el riñón y elevación de la presión sanguínea.

Las ventajas de la litotripsia son que es un procedimiento seguro, los cuales no requieren hospitalización, anestesia, incisiones o corte. El dolor es mínimo por este método y es adecuado para los pacientes de todas las edades.

La litotriosia es menos efectiva para litos grandes y en pacientes obesos. No es recomendado durante el embarazo y en pacientes con infección severa, en hipertensión descontrolada, obstrucción distal del tracto urinario y desordenes en la coagulación.

Después de la litrotripsia el seguimiento debe ser periódico y una adherencia a las medidas para prevenir recurrencias de la enfermedad litiasica.

2. Nefrolitotomía percutánea (NLPC)

NLPC es un método efectivo para liberar los litos de tamaño medio o grandes (mayores de 1.5cm) ya sean renales o litos ureterales. Es el método mas frecuentemente usado como opción cuando otras modalidades de tratamiento tales como ureteroscopia o litotripsia han fallado.

**La NLPC se utiliza para liberar litos
renales mayores de 1.5 cm.**

Es un procedimiento, que requiere anestesia general en el cual el urólogo hace una pequeña incisión en la espalda y crea un pequeño tracto desde la piel al riñón bajo la imagen del ultrasonido. Para la inserción del instrumental el tracto es dilatado. Usando un instrumento llamado nefroscopio, el urólogo localiza y libera el lito (nefrolitotomia). Cuando el lito es grande se rompe usando ultrasonido de alta frecuencia y los litos se fragmentan y son removidos (nefrolitotripsia).

Este método es seguro, pero existen algunos riesgos y complicaciones que pueden surgir como con cualquier otro evento quirúrgico. Probablemente las complicaciones son sangrado, infección, daño a otro órgano abdominal como es el colon, el tracto urinario e hidrotórax.

La principal ventaja es que solo es necesario una pequeña incisión (cerca de un centímetro) es requerida. Para todos los tipos de litos, es la modalidad mas frecuentemente para hacer la liberación total en una sola sesión. El tiempo de hospitalización es menor, la recuperación y la curación es mas rápida.

3. Ureteroscopia

Es la modalidad con mayor éxito, para el tratamiento de litos localizados en medio o en el uréter a nivel bajo. Bajo anestesia, un equipo que cosiste en un tubo delgado e iluminado (uteroscopio) con cámara es insertado vía la uretra a la vejiga y sube por el uréter.

Los litos son vistos a través del ureteroscopio y dependiendo del tamaño del lito y del diámetro del uréter, el lito puede ser fragmentado y/o removido. Si el lito es pequeño, es raspado y removido. Si el lito es grande para removerse en una sola pieza, puede ser roto en pequeños fragmentos usando litotripsia neumática. Estos pequeños litos pasan por si solos y son liberados por la orina. Los pacientes normalmente se

---

La ureteroscopia se utiliza para extraer litos localizados cercanos a la vejiga.

---

van a casa el mismo día y pueden hacer sus actividades normales en dos a tres días.

Las ventajas son que aunque incluso que el lito sea rígido puede ser fragmentado por este método y no requiere incisión. Es seguro para el embarazo, personas obesas, así como en pacientes con coagulopatías.

Este método es generalmente seguro, pero como todo procedimiento el riesgo existe. Probablemente las complicaciones son sangrados, hematuria, infecciones del tracto urinario, perforación de uréter y formación de tejido cicatrizal que reduzca el diámetro del uréter (estenosis ureteral).

4. Cirugía abierta

La cirugía abierta es el método mas invasivo y la modalidad de tratamiento mas dolorosa para la enfermedad litiasica que requiere de 5 a 7 días de hospitalización.

Con la disponibilidad de nuevas tecnologías, la necesidad de cirugía abierta se ha reducido dramáticamente. La presencia de cirugía abierta es usada solo en situaciones extremadamente raras para causas muy complicadas con litos sumamente grandes.

El beneficio es que la cirugía abierta remueve completamente el o los litos, que sean muy grandes o los litos de estruvita. La cirugía es eficaz pero es un tratamiento de modalidad costo efectiva especialmente en países en desarrollo y que los recursos son limitados.

¿Cuando debe un paciente con litiasis renal contactar al medico?

El paciente con litos renal debe contactar inmediatamente un medico en caso de:

**La cirugía abierta es usada raramente
para extraer litos renales.**

- Dolor abdominal severo, que no sea aliviado con medicamentos.

- Náusea y vómito severo que impida la toma de líquidos y medicamentos.

- Fiebre, escalofríos y ardor urinario acompañado de dolor abdominal.

- Hematuria (sangre en la orina).

- Que el flujo urinario se obstruya en su totalidad.

Acudir al médico en caso de dolor abdominal severo, fiebre o cesar de orinar.

Capitulo 20

Hiperplasia Prostática Benigna (HPB)
Ramon Medina-Gonzalez, MD

La glándula prostática esta presente en todos los hombres. El crecimiento de esta glándula produce problemas urinarios en hombres mayores, usualmente en aquellos mayores de 60 años. Con el incremento de la expectativa de vida, la incidencia de la hiperplasia prostática benigna se ha incrementado.

¿Que es la glándula prostática? ¿cuál es su función?

Es un órgano pequeño, del tamaño de una nuez y que es parte del sistema reproductor masculino.

La próstata se sitúa justo por debajo de la vejiga, por delante del recto, envuelve la porción inicial de la uretra (el tubo que lleva orina desde la vejiga). En otras palabras, la uretra (los primeros 3 cm.) pasa a través de la próstata.

La próstata es un órgano reproductivo masculino. Secreta fluidos que nutre y transporta esperma hacia la uretra durante la eyaculación.

¿qué es la hiperplasia benigna de próstata?

"Benigno" se refiere a que el problema prostático no es causado por cáncer.

"Hiperplasia" se refiere a crecimiento

la hiperplasia ó hipertrofia prostática benigna es el crecimiento prostáticono canceroso que ocurre en la mayoría de los hombres conforme envejecen. Al avanzar la edad, la glándula prostática crece lentamente, comprime la uretra, bloquea la micción, debido a esto, el flujo urinario se vuelve lento y sin fuerza.

El crecimiento de la prostata es común en hombres mayores de 60 años.

Síntomas de la HPB

Los síntomas de la HPB usualmente inicia a partir de los 50 años de edad, en mas del 50% en aquellos con 60 años y en mas del 90% en hombres entre los 70 y 80 años de edad. El inicio de los síntomas es gradual y progresivo. Los síntomas mas comunes son:

- Micciones frecuentes, especialmente durante la noche. Suele ser un síntoma temprano.

- Chorro urinario débil y lento.

- Dificultad y/ó esfuerzo para iniciar la micción, aun cuando la vejiga se siente llena.

- Sensación de urgencia para orinar, es el síntoma mas molesto.

- Esfuerzo urinario.

- Interrupción del chorro urinario.

- Fugas al final de la micción. Presencia de gotas de orina aun al haber terminado la micción, causando humedecimiento de la ropa interior.

- Vaciamiento incompleto de la vejiga.

Complicaciones de la HPB

La HPB severa puede causar serios problemas si no se trata a tiempo. Las complicaciones mas comunes son:

- Retención aguda de orina: la HPB severa no tratada puede causar retención urinaria completa repentina y dolorosa. Estos pacientes pueden requerir la inserción de un tubo llamado catéter para drenar la orina de la vejiga.

- Retención crónica de orina: el bloque parcial de el flujo urinario por periodos prolongados puede causar retención crónica de orina. La retención crónica de orina no es dolorosa y se caracteriza por un

---

**Micciones frecuentes durante la noche
puede indicar crecimiento prostatico.**

---

incremento en el volumen urinario residual, que se refiere a la cantidad de orina que permanece en la vejiga después de orinar. Se presenta usualmente como vaciamiento urinario incompleto o micciones frecuentes en poca cantidad de orina (orina por rebosamiento).

- Lesiones en la vejiga y riñones: la retención crónica de orina causa estiramiento de la pared muscular de la vejiga. A largo plazo la vejiga se vuelve débil y no se contrae apropiadamente.

  El volumen residual urinario elevado lleva a aumento en la presión de la vejiga. La presión en la vejiga aumentada puede ocasionar flujo de orina hacia los riñones, a través de los uréteres, lo que eventualmente lleva a falla renal.

- Infección del tracto urinario y formación de piedras en la vejiga: la incapacidad de vaciar completamente la vejiga incrementa el riesgo de infecciones del tracto urinario y la formación de piedras en la vejiga.

- La HPB NO incrementa el riesgo de cáncer de próstata.

Diagnostico de la HPB

Cuando la historia y los síntomas sugieren la presencia de HPB, se realizan las siguiente pruebas para confirmar o descartar el diagnostico.

- **Examen rectal**

El examen consiste en introducir un dedo, protegido por un guante y lubricado, en el recto del paciente, para sentir la superficie de la próstata a través de la pared rectal. Este examen da una idea al doctor sobre el tamaño y la condición de la glándula.

En la HPB, durante el examen rectal, la próstata se encuentra grande, suave y de consistencia firme. Una glándula dura, nodular e irregular sugieren cáncer o calcificación.

El examen rectal es muy útil para detectar el crecimiento prostático.

- **Ultrasonido y medición del volumen residual post-miccional**

El ultrasonido puede estimar el tamaño de la próstata y otros problemas como malignidad, dilatación del uréter o riñón y abscesos.

El ultrasonido se utiliza para determinar la cantidad de orina que queda en la vejiga después de orinar. Un volumen post-miccional de 50 ml o menos indica un vaciamiento adecuado. Un volumen de 100 a 200 ml o mas se considera significativo y obliga a continuar investigando.

- **Sistema de puntaje de sintomatología prostática**

El sistema de puntaje (International Prostate Symptom Score [IPSS] ó American Urological Association Symptom Index [AUA]) es auxiliar diagnostico para HPB. En esta modalidad de diagnostico se realiza al paciente un cuestionario con una serie de preguntas relacionadas a los síntomas comunes de la hiperplasia prostática benigna para evaluar problemas urinarios en el hombre. De acuerdo al puntaje obtenido, se juzga la severidad del problema urinario.

- **Pruebas de laboratorio**

La pruebas de laboratorio no son útiles en el diagnostico de HPB. Son auxiliares en el diagnostico de complicaciones asociadas y para excluir otros problemas que se presentan de manera similar. La orina se estudia en busca de infección y la sangre se estudia para evaluar la función renal.

Antígeno Prostático Especifico (APE) se realiza en sangre para detectar cáncer de próstata.

Tratamiento de la HPB

A. Vigilancia y cambios en el estilo de vida

"esperar y vigilar" sin tratamiento es la conducta preferida en aquellos

---

El antígeno prostático especifico (APE) se utliza para detectar el cáncer de próstata.

---

pacientes con síntomas leves ó con síntomas que no causan molestias. Esto no significa esperar y no hacer nada, durante este tiempo la persona debe hacer cambios en su estilo de vida para reducir los síntomas y acudir cada año a revisión medica.

- Se deberán hacer cambios simples en los hábitos urinarios y en el consumo de líquidos.

- Vaciar la vejiga regularmente. No retener la orina por periodos prolongados. Orinar en cuanto se presente el deseo de hacerlo.

- Vaciar la vejiga dos veces, es decir orinar dos veces seguidas. Primero se debe orinar normalmente, relajado, esperar unos minutos e intentar orinar nuevamente, evitando esfuerzos.

- Evitar el consumo de bebidas que contengan alcohol ó cafeína por la tarde, ambas sustancias estimulan la producción de orina y afectan el tono muscular de la vejiga aumentando el deseo de orinar durante la noche.

- Evitar el consumo excesivo de líquidos (Tomar menos de 3 litros al día). Repartir el consumo de líquidos en tomas pequeñas durante el día.

- Reducir el consumo de líquidos antes de dormir o cuando se planee salir de casa.

- NO consumir medicamentos descongestivos ó que contengan antihistamicos ya que pueden empeorar los síntomas obstructivos ó causar retención de orina.

- Cambiar los horarios de consumo de fármacos que aumenten la producción de orina (ej. diuréticos).

- Ejercitarse regularmente y abrigarse. El clima frio y la falta de actividad física empeoran los síntomas.

Cambios en el estilo de vida mejoran los sintomas del crecimiento prostático.

- Aprender y realizar ejercicio para fortalecer la pelvis ya que es útil para prevenir la incontinencia urinaria. Estos ejercicios aumentan la fuerza de los musculos del piso pélvico que sostienen la vejiga y ayudan a cerrar el esfínter. Consisten en contraer y liberar los músculos de la pelvis en multiples ocasiones.

- Entrenar la vejiga con enfoque en el tiempo y en el vaciemiento completo. Tratar de orinar a la misma hora todos los días.

- Tratar el estreñimiento.

- Reducir el estrés. El nerviosismo y la tensión emocional puede aumentar el numero de micciones.

B. Tratamiento medico

El uso de fármacos es el método mas común y preferido para el control de los síntomas moderados ó severos de la HPB. Los medicamentos reducen significativamente los síntomas en dos tercios de los pacientes. Actualmente hay dos clases de medicamentos disponibles para tratar el crecimiento prostático: los bloqueadores alfa y los anti andrógenos (Inhibidores de la 5-alfa reductasa).

- Los **Bloqueadores alfa** (tamsolusina, alfuzosina, terazosina y doxazocina) son medicamentos de prescripción medica que relajan los musculos dentro y alrededor de la próstata, disminuyendo la obstrucción de orina facilitando su flujo. Los efectos secundarios mas comunes son mareos, vértigo y fatiga.

- Los **inhibidores de la 5-alfa reductasa** (finasterida y dutasterida) son medicamentos que pueden reducir el tamaño de la glándula prostática. Estos fármacos incrementan el flujo de orina y disminuyen los síntomas de la HPB. Su efecto no es tan rápido como los bloqueadores alfa (mejoría después de 6 meses de tratamiento) y en general funcionan mejor en hombres con crecimiento importante

> **El tratamiento farmácologico reduce los síntomas en dos tercios de los pacientes.**

de la próstata. Los efectos secundarios mas comunes incluyen problemas de erección y eyaculación, disminución de la libido e impotencia.

- **Tratamiento combinado:** estas dos clases de medicamentos actúan diferente y tienen un efecto aditivo cuando se dan de manera simultanea. Por este motivo la administración de los dos fármacos logra mejorar de manera importante los síntomas , en comparación a cuando se da uno solo de los dos. El tratamiento combinado se recomienda en hombres con síntomas severos, próstata muy grande y en quienes hay respuesta inadecuada al tratamiento con inhibidores alfa a grandes dosis.

C. Tratamiento quirúrgico

El tratamiento quirúrgico se recomienda en personas con:

- Síntomas moderados a severos que no mejoran con el tratamiento medico.

- Cuando hay retención urinaria aguda.

- Cuando hay infección recurrente del tracto urinario.

- Cuando hay presencia persistente o recurrente de sangre en la orina.

- Cuando hay falla renal a causa de la HPB.

- Cuando hay presencia de piedras en vejiga además de HPB.

- Cuando hay volumen de orina residual significativo ó en aumento.

El tratamiento quirúrgico se puede dividir en dos grupos, la terapia quirúrgica y el tratamiento mínimamente invasivo. El procedimiento quirúrgico mas común es la resección transuretral de próstata (RTUP). Actualmente nuevos métodos están apareciendo para el manejo quirúrgico de próstatas pequeñas ó medianas que prometen lograra

---

El tratamiento quirúrgico mas común es la resección transuretral de la próstata (RTUP).

---

resultados comparables con la RTUP pero a menor costos y menor morbilidad.

Terapias quirúrgicas

Los procedimiento específicos mas utilizados son la resección trasuretral de próstata (RTUP), la incisión transuretral de próstata (ITUP) y la prostatectomia abierta.

1. Resección transuretral de próstata (RTUP)

La RTUP es el estándar de oro para el tratamiento quirúrgico de la HPB y es mas exitoso que los medicamentos. Disminuye la obstrucción urinaria en al menos un 85 a 90% de los casos y esta mejoría es prolongada. La RTUP es una cirugía de invasión mínima que realiza un urólogo para remover parte de la próstata que bloquea el flujo urinario, Este procedimiento no requiere incisión ó suturas, pero requiere hospitalización.

Antes de la cirugía

- Antes de la cirugía se requiere un estado físico adecuado de la persona
- Se debe pedir al paciente la suspensión del tabaquismo ya que esto aumenta el riesgo de infección en la herida quirúrgica ó en la vía aérea, esto puede dilatar la recuperación.
- Se debe suspender cualquier medicamento que inhiba la coagulación o la agregación plaquetaria (warfarina, aspirina, clpidogrel)

Durante la cirugía

- La RTUP generalmente dura 60 a 90 minutos.
- Usualmente se utiliza anestesia espinal. Se administran antibióticos para prevenir infecciones.

La RTUP disminuye la obstrucción en el 90% de los casos.

- Se introduce en la uretra, a través de la punta del pene, un instrumento llamado resectoscopio para remover la próstata.
- El resectoscopio tiene luz, una cámara para la visión, un asa eléctrica para cortar tejidos y sellar vasos sanguíneos, y canales que llevan fluido para irrigar la vejiga.
- El tejido prostático removido es enviado al laboratorio para estudio histopatológico para excluir cáncer.

Después de la cirugía

- La estancia en el hospital es de 2 a 3 días generalmente.
- Después de la cirugía, se introduce un catéter a través de la punta del pene hasta la vejiga.
- Por medio del catéter se irriga y se drena la vejiga continuamente con solución durante 12 a 24 horas.
- La irrigación de la vejiga remueve sangre y coágulos que se formaron durante el procedimiento.
- Cuando la orina ya no presenta restos de sangre ó coágulos el catéter es removido.

Consejos después de la cirugía

Seguir estas recomendaciones después de la RTUP ayudan a una recuperación temprana:

- Aumentar el consumo de líquidos para enjuagar la vejiga
- Evitar el estreñimiento y los esfuerzos durante la defecación, esto pudiera ocasionar ó aumentar el sangrado. Si hay estreñimiento se debe tomar laxantes algunos días.
- No iniciar o re iniciar medicamentos que inhiba la coagulación o la agregación plaquetaria sin la supervisión de un medico.

> **Los cuidados postquirúrgicos intentan disminuir el trabajo vesical.**

- Evitar esfuerzos físicos grandes ó levantar objetos pesados por 4 a 6 semanas después de la cirugía.

- Evitar la actividad sexual por 4 a 6 semanas después de la cirugía.

- Evitar el consumo de comida picante, condimentada, el consumo de alcohol y cafeína.

Posibles complicaciones

- Las complicaciones inmediatas mas comunes son sangrado e infección del tracto urinario, otros menos frecuentes son el síndrome RTUP y problemas de la cirugía.

- Complicaciones subsecuentes son disminución del calibre de la uretra (estenosis), eyaculación retrograda, incontinencia urinaria e impotencia.

- La eyaculación de semen hacia la vejiga (eyaculación retrograda) es una secuela común de la RTUP, ocurre en el 70% de los casos. Esto no afecta la función sexual ni el placer pero causa infertilidad.

- Los factores asociados que pueden aumentar el riesgo de complicaciones son la obesidad, el tabaquismo, el alcoholismo, la desnutrición y la diabetes.

Después de el alta hospitalaria, se debe contactar a su medico cuando el paciente presente:

- Dificultad o incapacidad para orinar.

- Dolor intenso que persiste a pesar de los analgésicos.

- Grandes coágulos o tapones de sangre que bloquean el catéter urinario.

- Signos de infección, incluyendo fiebre y calosfríos.

Despúes de la RTUP, el sangrado e infecciones son complicaciones comunes.

---

2. Incisión transuretral de próstata (ITUP)

La incisión transuretral de próstata es el procedimiento alternativo para aquellos pacientes con próstatas pequeñas ó con estado de salud deteriorado a los que no se les puede realizar la RTUP.

La ITUP se lleva a cabo de manera similar a la RTUP, pero en lugar de remover tejido prostático, se realiza dos o mas incisiones profundas en la próstata, estos cortes abren la uretra, liberan la presión y mejoran el flujo urinario.

Los beneficios de este procedimiento incluyen la disminución de la perdida de sangre, disminución de la complicaciones relacionadas a la cirugía, acortamiento del tiempo de estancia hospitalaria y de recuperación y menor riesgo de eyaculación retrograda e incontinencia urinario comparada con la RTUP. las limitaciones de este procedimiento son que es menos efectiva (mejoría inadecuada y aparición de los síntomas con el paso del tiempo) y que se puede requerir tratamiento posterior con RTUP. La ITUP no es el mejor procedimiento para tratar crecimiento prostáticos de gran tamaño.

3. Prostatectomia abierta

En la prostatectomia abierta, se realiza una incisión en el abdomen para remover la próstata. Debido a la disponibilidad de nuevas opciones mas efectivas y menos invasivas, este procedimiento rara vez se realiza para el tratamiento de la HPB.

La prostatectomia abierta se reserva para aquellos pacientes con próstatas sumamente grandes ó en aquellos que sufren otros problemas que necesitan corrección quirúrgica simultáneamente.

**Actualmente, la prostátectomia abierta
rara vez es utilizada.**

Tratamientos mínimamente invasivos

Son aquellos en los que se limita al máximo el daño. Con ayuda de tecnologías modernas y la investigación, el tratamiento mínimamente invasiva va dirigida a el tratamiento simple y con menos morbilidad de la HPB.

Estas modalidades de tratamiento generalmente utilizan calor, laser o electro vaporización para remover el tejido excesivo de la próstata. Todas estas modalidades utilizan un abordaje transuretral (a través de la punta del pene).

Los beneficios de estos procedimientos son: estancia hospitalaria corta, la necesidad de anestesia mínima, menos riesgo y complicaciones que la cirugía estándar y menor tiempo de recuperación.

Las desventajas de estos procedimientos son: menor efectividad que la RTUP estándar, siendo mas posible la necesidad de cirugía nuevamente después de 5 a 10 años, no se recupera tejido prostático para su estudio histopatológico (y excluir cáncer de próstata), no hay estudios realizados a largo plazo que evalúen su seguridad y eficacia. Otro inconveniente es su poca disponibilidad en los países en vías de desarrollo y su costo es alto.

Los diferentes tratamiento mínimamente invasivos usados para el tratamiento de la HPB son la termoterapia transuretral con microondas, la ablación transuretral con aguja, LA termoterapia inducida con agua, los dilatadores prostáticos la terapia laser transuretral.

1. Termoterapia transuretral con microondas: en este procedimiento, el exceso de tejido prostático que bloque el flujo urinario es quemado utilizando calor por microondas.

El tratamiento minimamente invasivo reduce la estancia hospitalaria y las complicaciones.

---

2. Ablación transuretral con aguja: en este procedimiento el exceso de tejido se coagula y se necorsa utilizando energía por radiofrecuencia.

3. Termoterapia inducida con agua: Con esta técnica se induce coagulación y necrosis del tejido prostático utilizando agua caliente.

4. Dilatadores prostáticos: en esta técnica, se coloca un dilatador en el are de estrechez de la uretra debido al crecimiento prostático, este dilatador mantiene el canal abierto y permite el flujo urinario. Estos dilatadores hechos de titanio, son flexibles y expandibles.

5. Terapia laser transuretral: Con esta técnica, se destruye con calor el tejido prostático por medio de energía laser.

¿Cuándo un paciente con HPB debe contactar con el medico?

Los pacientes con HPB deben contactar al medico en caso de:

- Incapacidad de orinar completamente.

- Dolor o ardor al orinar, mal olor de la orina ó fiebre con calosfríos.

- Orina con sangre.

- Perdida del control de la micción causando incontinencia.

Acudir al médico si recurren las molestias urinarias.

Capitulo 21

Farmacos y Problemas Renales
Ramon Medina-Gonzalez, MD

El daño renal a causa de el uso de diferentes fármacos es común.

¿Por qué el riñón es mas susceptible a la toxicidad por fármacos que otros órganos del cuerpo?

Las dos causas mas importantes para desarrollar daño renal por fármacos son:

1. Excreción del fármaco por el riñón: El riñón es el principal órgano que remueve los fármacos y sus metabolitos. Durante este proceso, algunos de estos fármacos o metabolitos pueden causar daño renal.

2. Flujo sanguíneo elevado hacia el riñón: Cada minuto, el 20% de la sangre que es bombeada por el corazón (1,200 ml de sangre) entra al riñón. De todos los órganos, el riñón recibe la mayor cantidad de sangre por kilogramo de peso. Debido a esto, los fármacos ó sustancias potencialmente toxicas llegan al riñón en mayor cantidad en un periodo de tiempo corto, lo que puede ocasionar daño renal.

Principales fármacos que dañan el riñón

1. Analgésicos

Varios medicamentos para dolor de cabeza, de articulaciones o fiebrese venden sin necesidad de prescripción medica, y estos son consumidos libremente. Estos fármacos son los principales responsables del daño renal.

¿Qué son los AINE´s?, ¿cuáles fármacos pertenecen a este grupo?

Los anti-inflamatorios no esteroideos (AINE´s), son medicamentos comúnmente utilizados para disminuir dolor, fiebre ó inflamación. Entre

---

El riñón es muy vulnerable al daño por fármacos.

---

estos medicamentos se incluyen la aspirina, diclofenaco, ibuprofeno, indometacina, ketoprofeno, nimesulida, naproxeno, etc.

¿Los AINE´s causan daño renal?

Existe riesgo alto de desarrollar daño renal ocasionado por AINE´s cuando:

- Cuando se consumen a dosis altas, por tiempos prolongados sin supervisión de un medico.
- Cuando se utilizan píldoras con varios medicamentos combinados por tiempo prolongado (por ejemplo aquellas que contienen aspirina con cafeína).
- Cuando los AINE´s son consumidos por personas de avanzada edad, con falla renal, diabetes ó deshidratación.

¿qué analgésicos son seguros para los pacientes con insuficiencia renal?

El paracetamol (acetaminofén) es el AINE mas seguro.

A muchos pacientes se les prescribe aspirina por periodos prolongados. ¿Esto puede dañar el riñón?

Es seguro y esta recomendado aspirina en dosis pequeña para pacientes con problemas cardiacos.

¿Es reversible el daño causado por los AINE´s?

Si y No.

Si. Cuando se desarrolla daño renal agudo debido a consumo de AINE´s por un periodo corto de tiempo, usualmente es reversible cuando se detiene el consumo de estos fármacos y se recibe tratamiento adecuado.

No. Muchos ancianos con dolores articulares requieren consumir

---

El abuso de AINEs puede causar daño renal.

AINE´s por periodos prolongados. Cuando ellos toman AINE´s continuamente grandes dosis por largos periodos de tiempo (años) se puede producir daño renal lento, progresivo e irreversible. Aquellos pacientes ancianos que requieren grandes dosis de estos fármacos por mucho tiempo deberían hacerlo bajo la supervisión de un medico.

¿Cómo se puede diagnosticar de manera temprana el daño renal lento y progresivo debido a AINE´s?

La aparición de proteínas en orina es el primer hallazgo en el daño renal por AINE´s. Cuando la función del riñón empeora se encuentra elevación de creatinina en sangre.

¿Cómo se puede prevenir el daño renal ocasionado por analgésicos?

Algunas medidas simples para prevenir el daño renal por analgésicos son:

- Evitar el uso de AINE´s en personas de alto riesgo.

- Evitar el uso indiscriminado de analgésicos.

- Cuando es necesaria la administración de AINE´s por periodos prolongados, se debe hacer bajo supervisión medica.

- Limitar la dosis y duración del tratamiento con AINE´s.

- Evitar el consumo de analgésicos combinados por largos periodos de tiempo.

- Aumentra el consumo diario de liquidos. Una adecuada hidratación es importante para mantener el flujo sanguíneo adecuado hacia el riñón y para prevenir daño a este órgano.

2. Aminoglucosidos

Los aminoglucósidos son una clase de antibióticos utilizados

Utilizar AINEs solo bajo vigilancia medica.

comúnmente y representan una causa común de daño renal. El daño renal ocurre usualmente después de 7 a 10 días de iniciar la terapia. El diagnostico de este problema puede representar un problema debido a que el volumen urinario no se afecta.

El riesgo de daño renal por aminoglucósidos aumenta en pacientes de avanzada edad, con deshidratación, daño renal pre existente, deficiencia de potasio y magnesio, administración de grandes dosis por tiempo prolongado, el uso concomitante con otros fármacos que dañan el riñón, en pacientes con sepsis, enfermedad hepática o con insuficiencia cardiaca congestiva.

¿Cómo se previene el daño renal causado por aminoglucosidos?

Las medidas de prevención del daño renal causado por aminoglucosidos son:

- Usar con precaucion en personas con alto riesgo. Se deben corregir o eliminar los factores de riesgo.
- Administrar una sola dosis al dia en vez de dividirla en varias tomas al dia.
- Usar dosis y duración optima de la terapia
- Ajustar la dosis en caso de daño renal pre existente
- Monitorizar los niveles de creatinina cada 48 horas.

3. Material de radiocontraste

El daño renal causado por medio de contraste radiográfico es común en pacientes hospitalizados y usualmente es reversible.

El riesgo de daño renal inducido por medio de contraste es alto en pacientes con presencia de diabetes, deshidratación, falla cardiaca, daño

---

los aminoglucosidos son antibióticos que puedan dañar el riñón.

---

renal preexistente, edad avanzada y uso concomitante de otros fármacos que pueden dañar el riñon.

Diferentes medidas yudn prevenir este daño. Las mas importantes son el uso de dosis bajas de contraste, la utilización de medios de contraste no ionicos, mantener una adecuada hidratación de la persona con fluidos intravenosos, la administración de bicarbonato de sodio y acetilcisteina.

4. Otros fármacos

Otros faramacos que pueden producir daño renal son ciertos antibióticos, anticancerosos, antituberculosos, etc.

5. Otros medicamentos

- La errónea creencia acerca de que la medicina natural (remedios, hierbas chinas, etc.) y los suplementos alimenticios son inofensivos.

- Algunos de estos medicamentos contienen metales pesados y sustancias toxicas que ocasionan daño renal.

- El uso de algunos de estos compuestos pueden ser dañinos para el paciente con enfermedad renal.

- Algunos compuestos que contienen grandes cantidades de potasio pueden ser letales en presencia de enfermedad renal crónica.

Evitar estudios con contraste radiográfico en diábetes, deshidratación o daño renal preexistente.

Capitulo 22

Síndrome Nefrótico
Ricardo Camarena-Rivera, MD

El síndrome nefrótico es una enfermedad renal común caracterizada por perdida importante de proteína por la orina, niveles bajos de proteína en sangre, niveles elevados de colesterol y edema. Esta enfermedad puede ocurrir a cualquier edad pero se observa mas frecuentemente en niños comparado con adultos. Síndrome nefrótico se caracteriza por el ciclo de respuesta al tratamiento, manifestado por la disminución gradual y descontinuación de medicamentos, periodos de remisión libres de tratamiento y recaídas frecuentes causando edema. Mientras en ciclo de recuperación y recurrencia se repite por periodos largos de tiempo (años), esta enfermedad es preocupante tanto para el niño y la familia.

Que es el síndrome nefrótico?

El riñón funciona como un filtro en nuestro cuerpo el cual remueve productos de desgaste y el agua extra de la sangre a la orina. El tamaño de los orificios de estos filtros son pequeños. Así que en circunstancias normales las proteínas que son de gran tamaño no deben pasar a la orina.

En el síndrome nefrótico los orificios de estos filtros se hacen mas grandes, dejando que la proteína pase hacia la orina. Debido a la perdida de proteína en la orina, el nivel de proteína sanguíneo disminuye. La reducción de niveles de proteína en la sangre es causa de edema. Dependiendo la cantidad de proteína que se pierde en la orina y la reducción de la proteína en sangre, la severidad del edema puede variar. La función renal per se, es normal en pacientes con síndrome nefrótico.

**El síndrome nefrótico se debe a la perdida
de proteínas por la orina.**

Que causa el síndrome nefrótico?

En un 90% de los niños la causa del síndrome nefrótico (primario o idiopático) no se conoce. El síndrome nefrótico primario es causado por cuatro tipos patológicos: enfermedad de cambio mínimos, glomeruloesclerosis focal y segmentaria, nefropatía membranosa y glomerulonefritis membranoproliferativa. El síndrome nefrótico primario es un "diagnostico de exclusión", se diagnostican después de haber descartado causas secundarias

En menos del 10% de los casos el síndrome nefrótico puede ser secundario a condiciones diferentes como infección, exposición a drogas, malignidad, desordenes hereditarios o enfermedades sistémicas como diabetes, lupus eritematosos sistémico y amiloidosis.

Enfermedad por cambios mínimos

La causa mas común del síndrome nefrótico en niños es la enfermedad de cambios mínimos. Esta enfermedad ocurre en 90% de los casos del síndrome nefrótico idiopático en niños menores a 6 años y en 65% de los casos en niños mayores.

En el síndrome nefrótico, si la presión arterial es normal, no hay presencia de glóbulos rojos en la orinan y el valor de creatinina y complemento 3 (c3) es normal en los estudios en sangre, las posibilidades de que la causa patológica subyacente sea enfermedad de cambios mínimos es alta. De todas las causas del síndrome nefrótico, la enfermedad de cambios mínimos es la menos obstinada, ya que mas del 90% de los casos responden bien al tratamiento con esteroides.

Síntomas del Síndrome Nefrótico

Este síndrome puede ocurrir a cualquier edad pero es mas común entre los 2 y 8 años. Afecta a niños mas frecuentemente que a niñas.

> **La enfermedad de cambios mínimos es la más común en niños.**

s primeros signos del síndrome nefrótico en niños usualmente es edema peri- orbitario y en cara. Debido al edema peri-orbitario, el oftalmólogo suele ser el primer contacto del paciente.

El edema en este síndrome en ojos y cara suele ser mas notorio en la mañana y menos durante la tarde.

Con el tiempo, el edema se observa en pies, manos, abdomen y por todo el cuerpo y esta asociado a un aumento de peso.

El edema puede ocurrir posterior a infección de vías respiratoria o fiebre en muchos pacientes.

Descartando el edema, el paciente usualmente esta bien, activo y no parece estar enfermo.

Es común menor paso de orina comparado con un estado normal.

Orina espumosa y manchas blanca debido a la albumina en la orina suele ser la característica reveladora.

Orina roja, sensación de falta de aire y aumento en la presión arterial son menos comunes en el síndrome nefrótico.

Cuales son las complicaciones del síndrome nefrótico?

Las posibles complicaciones del síndrome nefrótico son aumento en el riesgo de desarrollar infección, trombosis venosa (trombosis venosa profunda), desnutrición, anemia, enfermedad cardiaca debido a las cifras elevadas de colesterol y triglicéridos, falla renal y diferentes complicaciones debido al tratamiento.

Diagnostico

A. Estudios de laboratorio básicos

En pacientes con edema el primer paso es establecer el diagnostico del síndrome nefrótico. Estudios de laboratorio deben confirmar (1) perdida

---

Los primeros signos del síndrome nefróticos es el edema periorbitario y cara.

importante de proteína por la orina, (2) niveles bajos de proteína en sangre, y (3) niveles altos de colesterol.

1. Estudios de orina

- El estudio de orina es el primer estudio diagnostico en síndrome nefrótico. Normalmente, un examen de orina debe ser negativo o solo con trazas de proteína (albumina). La presencia de 3+ o 4+ de proteína en una muestra de orina al azar es sugestiva de proteinuria nefrótica.

- La presencia de albumina en la orina no es especifico ni confirmatorio de síndrome nefrótico. Solo sugiere la perdida de proteína por la orina. Para determinar la causa exacta de la perdida de proteína por la orina es necesario continuar investigando.

- Posterior al inicio de tratamiento, exámenes de orina se solicitan regularmente para valorar respuesta a tratamiento. En la ausencia de proteína en la orina es sugestivo de respuesta positiva al tratamiento. Para monitoreo personal, se puede estimar la proteinuria por medio de una tira reactiva en casa.

- En la examinación microscópica de la orina, hematíes y leucocitos usualmente están ausentes.

- En el síndrome nefrótico la perdida de proteína en la orina suele ser mayor a 3 gramos al día. La estimación de perdida de proteínas en 24 hrs es mediante la colección de orina de 24 hrs o mas conveniente mediante el radio de proteína/creatinina en una sola muestra de orina. Estos estudios proveen mediciones precisas de la cantidad de proteínas que se pierden y se identifica si la perdida es leve, moderada o severa. La estimación de la perdida de proteínas en 24 hrs es de utilidad para monitorear la respuesta a tratamiento aparte de su valor diagnostico.

El examen de orina es primer estudio para el diagnóstico de síndrome nefrótico.

---

2. Estudios en sangre

- Los hallazgos característicos en el síndrome nefrótico son niveles bajos de albumina (menor de 3gr/dl) y elevaciones de colesterol (hipercolesterolemia) en exámenes de sangre.

- Se solicita creatinina para valorar la función renal. El nivel de creatinina suele ser normal en el síndrome nefrótico.

- Una biometría hemática completa se realiza de forma rutinaria en la mayoría de los pacientes.

B. Estudios adicionales

Una vez que el diagnostico de síndrome nefrótico se estableció, se puede solicitar estudios selectivos adicionales. Estos estudios determinan si el síndrome es primario (idiopático) o secundario por enfermedad sistémica; y para detectar la presencia de problemas asociados o complicaciones.

1. Estudios en sangre

- Glucosa en sangre, electrolitos séricos incluyendo calcio y fosforo.

- Estudios para VIH, Hepatitis B y C y VDRL.

- Complemento (C3,C4) y titulo de antiestreptolisinas

- Anticuerpos anti-nucleares (ANA), Anticuerpos anti DNA de doble cadena, factor reumatoide y crioglobulinas.

2. Estudios de imagen

- Se solicita ultrasonido de abdomen para determinar el tamaño y forma de los riñones, para detectar masas, litos, quistes o datos de obstrucción u otras anormalidades.

- Radiografía de tórax para descartar infecciones.

Niveles bajos de albúmina y elevación del colesterol son características del síndrome nefrótico.

---

3. Biopsia renal

La biopsia renal es el estudio mas importante utilizado para determinar el tipo subyacente o causa del síndrome nefrótico. En la biopsia renal se toma una muestra pequeña de tejido renal para examinarla. (ver capitulo 4).

Tratamiento

La meta el tratamiento es mejorar los síntomas, corregir la perdida de proteína en la orina, prevención y tratamiento de complicaciones y protección renal. El tratamiento de la enfermedad usualmente es a largo plazo (años).

1. Dieta

- Las recomendaciones dietéticas y restricciones del paciente con edema cambia después de que el edema desaparezca con tratamiento efectivo.

- **Pacientes con edema:** Restricción de sal, incluyendo sal de mesa y alimentos con alto contenido de sodio, para prevenir la acumulación de liquido y edema. La restricción de liquido usualmente no es necesario.

- Pacientes recibiendo dosis elevadas de esteroides deben restringir el consumo de sal aun en la ausencia de edema para disminuir el riesgo de hipertensión.

- Para los pacientes con edema, se debe proveer cantidades apropiadas de proteína para reemplazar las perdidas y evitar desnutrición. También ingerir una cantidad adecuada de calorías y vitaminas.

- **En pacientes asintomáticos:** Las recomendaciones dietéticas en

---

El tratamiento se enfoca en el edema y la perdida urinaria de proteínas.

---

paciente libres de síntomas debe ser una "dieta saludable" y tratar de evitar restricciones innecesarias. Evitar restricción de sal y líquidos. Proveer una adecuada cantidad de proteínas. Sin embargo tratar de evitar dieta alta en proteínas para evitar daño renal y restringir las proteínas en la dieta en la presencia de falla renal. Incrementar la ingesta de frutas y vegetales. Reducir las grasas en la dieta para mejor control de niveles de colesterol.

2. Medicamentos

A. Tratamiento especifico

- **Esteroides:** Prednisona (esteroide), es el tratamiento estándar para inducir remisión del síndrome nefrótico. La mayoría de los niños responden a este tratamiento. El edema y la proteinuria desaparecen entre 1-4 semanas (La orina libre de proteína se describe como remisión).

- **Tratamiento alternativo:** Un pequeño grupo de pacientes no responden al tratamiento con esteroide y que continúan con proteinuria, necesitan ser estudiados considerando biopsia renal. Dentro de los medicamentos alternos incluyen levamisol, ciclofosfamida, ciclosporina, tacrolimus y micofenolato mofetilo. Estos medicamentos se utilizan junto con esteroides y ayuda a mantener remisión cuando se va disminuyendo la dosis de Prednisona.

B. Tratamiento medico de soporte

- Diuréticos para incrementar el volumen urinario y disminuir el edema.

- Antihipertensivos como Inhibidores de ECA y Bloqueadores de los receptores de angiotensina II para control de presión arterial y reducción de proteinuria.

La prednisona es el tratamiento de primera elección.

- Antibióticos para tratar infecciones (ej. Sepsis bacteriana, peritonitis, neumonía).

- Estatinas (simvastatina, atorvastatina) para reducir el colesterol y triglicéridos que previenen el riesgo de problemas cardiacos y vasculares.

- Suplementos con calcio, vitamina D y zinc.

- Rabiprazol, pantoplazol, omeprazol o ranitidina para protección contra irritación gástrica inducida por esteroides.

- Las infusiones con albumina normalmente no se utilizan, ya que se efecto es transitorio.

- Anticoagulación con warfarina o heparina, puede requerirse para tratar o prevenir eventos tromboticos.

3. Tratamiento de causas subyacentes

Tratamiento debe ser meticuloso de las causas secundarias del síndrome nefrótico como nefropatía diabética, nefritis lúpica, amiloidosis etc. es importante el tratamiento apropiado para estas enfermedades para controlar el síndrome nefrótico.

4. Recomendaciones generales

- El síndrome nefrótico es una condición que puede durar años. La familia debe ser educada del curso natural de la enfermedad y sus resultados; tipo de medicamentos y sus efectos adversos; beneficios de prevención y tratamiento temprano de infecciones. Es importante enfatizar que se requiere de cuidados extras en caso de recaídas en presencia de edema, pero durante remisión el paciente debe ser tratado normal.

- Las infecciones deben ser tratadas adecuadamente antes de iniciar tratamiento con esteroide en caso de síndrome nefrótico.

> **Es importante conocer el curso clínico de la enfermedad y sus resultados.**

- Niños con síndrome nefrótico están predispuestos a infecciones respiratorias y otras infecciones. La prevención y detección temprana y tratamiento de las infecciones es esencial en el síndrome nefrótico debido a que las infecciones pueden llevar a recaídas de la enfermedad controlada (aun cuando el paciente esta en tratamiento).

- Para prevenir infecciones, la familia y el niño deben ser entrenados a tomar agua purificada, aseo de manos y evitar áreas concurridas o contacto con personas con infecciones.

- Se recomienda inmunización rutinaria cuando el tratamiento con esteroides termine.

5. Monitorización y seguimiento

- Debido a que el síndrome nefrótico puede durar largos periodos de tiempo (años), es importante y se recomienda llevar un seguimiento regular con el medico. Durante el seguimiento el paciente debe ser evaluado por proteinuria, peso, presión arterial, altura, efectos adversos de medicamentos y complicaciones si existieran.

- Los pacientes deben pesarse regularmente y llevar un registro. El registrar el peso ayuda a monitorear la ganancia o perdida de liquido.

- La familia debe enseñarse a realizar estudios de orina en casa en búsqueda de proteinuria regularmente y hacer un diario de todos los estudios de orina y dosis y detalles del tratamiento. Ayuda a detecciones tempranas de recaídas y su tratamiento temprano subsecuente.

Por que y como se administra la Prednisona en el síndrome nefrótico?

- La primera línea de tratamiento en el síndrome nefrótico es la

> **las infecciones son complicaciones frecuentes del síndrome nefrótico.**

Prednisona (esteroide) que corrige efectivamente la enfermedad y detiene la proteinuria.

- El medico decide la dosis, duración y método de administración del esteroide. Se le aconseja al paciente tomar el medicamentos con alimentos para evitar irritación gástrica.

- Durante el primer evento nefrótico, el medicamentos se da por un promedio de 4 meses, dividido en tres fases. Se administra diario por 4 a 6 semanas inicialmente, como dosis única en días alternos por la mañana y finalmente la dosis se va disminuyendo gradualmente hasta descontinuar. El tratamiento de recaídas es diferente al tratamiento del primer evento.

- Entre 1 a 4 semanas de tratamiento el paciente usualmente esta asintomático y sin proteinuria. Pero no se debe cometer el error de descontinuar el tratamiento por temor a los efectos adversos de la Prednisona. En muy importante completar el tratamiento recomendado por el medico para prevenir recaídas.

Cuales son los efectos adversos de la Prednisona (Corticoesteroides)?

- La Prednisona es el medicamentos mas comúnmente utilizado en el tratamiento del síndrome nefrótico. Pero debido a la posibilidad de efectos adversos diversos este medicamento debe ser administrado mediante la supervisión medica estricta.

Efectos a corto plazo

Los efectos no deseados a corto plazo son incremento del apetito, aumento de peso, edema facial, irritación gástrica causando dolor abdominal, incremento en la susceptibilidad a infecciones, aumento del

---

Los corticoides se administran bajo estricta supervisión médica.

---

riesgo de diabetes, hipertensión arterial, irritabilidad, acné y crecimiento de bello facial excesivo.

Efectos a largo plazo

Los efectos adversos a largo plazo son aumento de peso, alteraciones en el crecimiento del niño, piel delgada, estrías en piernas, brazos y área abdominal, curación lenta de heridas, desarrollo de cataratas, hiperlipidemia, alteraciones oseas (osteoporosis, necrosis avascular de cadera) y debilidad muscular.

Por que se utilizan los Corticoesteroides para el tratamiento de síndrome nefrótico a pesar de sus múltiples complicaciones?

Se conocen los efectos adversos serios de los Corticoesteroides pero al mismo tiempo el no tratar el síndrome nefrótico es potencialmente peligroso.

El síndrome nefrótico puede causar edema severo y bajos niveles de proteína en el cuerpo. El no tratar la enfermedad puede causar sin numero de complicaciones, como aumento en el riesgo de infecciones, hipovolemia, tromboembolismo, anormalidades en lípidos, desnutrición y anemia. Niños con síndrome nefrótico sin tratamiento frecuentemente fallecen por infecciones.

Con el uso de Corticoesteroides en niños con síndrome nefrótico ha disminuido la tasa de mortalidad alrededor de solo 3%. La dosis optima y duración del tratamiento con Corticoesteroides con supervisión medica apropiada es de mayor beneficio y menos dañina. La mayoría de los efectos adversos de los esteroides desaparecen con el tiempo después de suspender la terapia.

Los esteroides pueden causar retardo del crecimiento en niños.

Para obtener los beneficios potenciales del tratamiento y evitar complicaciones de la enfermedad que pongan en riesgo la vida, la aceptación de los efectos adversos del tratamiento es inevitable.

En el niño nefrótico, con tratamiento inicial con esteroides el edema disminuye y la proteinuria desaparece, pero el edema facial aparece nuevamente posterior a la tercera o cuarta semana del tratamiento con esteroide. Por que?

Dos efectos independientes de los esteroides son incremento del apetito que lleva al aumento de peso y redistribución de la grasa. Esto lleva a apariencia redonda y edema facial. La cara en forma de luna llena inducida por esteroides se observa en la tercera o cuarta semana del tratamiento, lo que simula el edema facial debido al síndrome nefrótico.

Como diferenciar el edema facial debido a síndrome nefrótico de la cara de luna llena inducida por esteroides?

El edema del síndrome nefrótico inicia con edema alrededor de los ojos y cara. Posteriormente se desarrolla en pies, manos y se generaliza en todo el cuerpo. El edema de la cara por la enfermedad es mas notorio por la mañana, inmediatamente después de despertar y es menos notable durante la tarde.

El edema secundario a esteroides afecta predominantemente la cara y el abdomen (debido a la redistribución de la grasa), pero los brazos y piernas permanecen normales o delgados. El edema inducido por el tratamiento permanece igual durante todo el día.

Las características diferentes de distribución y el tiempo cuando es mas apreciable ayuda a diferenciar estas dos condiciones similares.

En ciertos pacientes, es necesario realizar estudios en sangre para resolver el dilema diagnostico.

La hinchazón secundaria a esteroides afecta principalmente cara y abdómen.

En pacientes con edema, bajos niveles de proteína/albumina e hipercolesterolemia indica recaída de la enfermedad, mientras que valores normales de estos estudios sugieren efecto de esteroides.

Por que es importante diferenciar entre edema debido al síndrome nefrótico o secundario a esteroides?

Para determinar la estrategia precisa de tratamiento del paciente, es importante diferenciar entre el edema del síndrome nefrótico y el edema por efecto de esteroide.

Edema debido al síndrome nefrótico requiere aumento de la dosis del esteroide, modificaciones del método de administración, y en ocasiones, añadir otro medicamento especifico y uso de medicamentos por sobrecarga de liquido (diuréticos).

Mientras que el edema debido al uso de esteroides es la prueba del uso de estos por periodos prolongados, no se debe preocupar que la enfermedad esta descontrolada o que se tiene que reducir la dosis del medicamentos rápidamente por miedo a toxicidad del esteroide. Para control a largo plazo de la enfermedad es esencial continuar con la terapia a base de esteroides y seguir con las recomendaciones del medico. Los diurético no deben utilizarse para tratar el edema facial inducida por esteroides ya que es inefectivo y puede ser dañino.

Cuales son las probabilidades de recurrencia del síndrome nefrótico en niños? y que tan frecuente ocurren?

Las posibilidades de recurrencia o recaída de la enfermedad es elevada, 50-75% del niño nefrótico. La frecuencia de recurrencia varia entre pacientes.

Las recaídas de la enfermedad son muy frecuentes.

Que medicamentos se utilizan cuando los esteroides no son efectivos en el tratamiento del síndrome nefrótico?

Cuando la terapia a base de esteroides no es efectiva, se pueden utilizar otros medicamentos como levamisol, ciclofosfamida, ciclosporina, tacrolimus y micofenolato mofetilo.

Cuales son las indicaciones que sugieren la necesidad de biopsia renal en el niño con síndrome nefrótico?

No hay necesidad de biopsia renal antes de iniciar tratamiento con esteroide en niños con síndrome nefrótico. Esta indicada la biopsia renal en los siguientes casos:

- Sino hay respuesta a tratamiento con esteroides a dosis adecuadas (resistencia a esteroides).

- Recaídas frecuentes o dependencia a esteroides.

- Presencia de situaciones atípicas como desarrollo del síndrome nefrótico en el primer año de vida, hipertensión arterial, persistencia de hematíes en la orina, falla renal o bajos niveles de complemento (C3).

- Síndrome nefrótico de origen desconocido en adultos requiere de biopsia antes de iniciar tratamiento con esteroide.

Cual es el pronostico del síndrome nefrótico y cual es el factor esperado de tiempo para su cura?

El pronostico depende de la causa del síndrome nefrótico. La causa mas común del síndrome nefrótico en niños es enfermedad de cambios mínimos la cual tiene un buen pronostico. La mayoría de los niños con enfermedad de cambios mínimos responde bien a la terapia con esteroides y no tienen riesgo de desarrollar enfermedad renal crónica.

La biopsia renal se indica si hay resistencia al tratamiento con esteroides.

Una porción pequeña de niños con la enfermedad no responderán a esteroides y requieren mayor evaluación (Estudios de sangre adicionales y biopsia renal). Estos niños con síndrome nefrótico resistentes a esteroides necesitan tratamiento con medicamentos alternativos (Levimasol, ciclofosfamida, ciclosporina, tacrolimus etc.) y son vulnerables y de alto riesgo a desarrollar enfermedad renal crónica.

En el síndrome nefrótico la perdida de proteínas por la orina se detiene con el tratamiento apropiado y el niño vuelve casi a la normalidad. En la mayoría de los niños la recaída ocurre por muchos años (durante la niñez). Conforme el niño crece, la frecuencia de las recaídas disminuyen. La cura completa de la enfermedad usualmente ocurre entre la edad de 11 a 14 años. Estos niños tienen un pronostico excelente y llevan una vida normal como adultos.

Cuando contactar al medico una persona con síndrome nefrótico?

La familia del niño con síndrome nefrótico debe contactar inmediatamente al doctor si desarrolla:

- Dolor abdominal, fiebre, diarrea o vomito.
- Edema, aumento de peso sin explicación, reducción en el volumen urinario.
- Signos de enfermedad Ej. Si el niño deja de jugar o inactividad.
- Tos persistente con fiebre o dolor de cabeza severo.
- Varicela o rubeola.

La mayoria de niños con síndrome nefrótico logran controlarse.

Capitulo 23

Infeccion del Tracto Urinario en Ninos
Xochitl Guerrero-Duran, MD

Las infecciones del tracto urinario (ITU) son un problema común de salud en los niños tanto a corto como a largo plazo.

¿Porque la Infección de tracto urinario requiere de atención urgente y de tratamiento inmediato en niños en comparación con los adultos?

La infección de tracto urinario necesita de atención urgente en niños debido a:

- La ITU es una causa común de fiebre en niños. La ITU representa la tercera causa más común de procesos infecciosos en niños, únicamente después de las infecciones respiratorias y gastrointestinales (diarrea).

- Los tratamientos inadecuados y retrasados pueden ser peligrosos y ocasionar daño permanente en el riñón; ya que las ITU recurrentes causan fibrosis renal, la cual a largo plazo puede ser la causa de: elevación de la tensión arterial, pobre crecimiento renal, y enfermedad renal crónica.

- Debido a la variabilidad en su presentación las ITU a menudo no son diagnosticadas.

- Para su diagnóstico son necesarios un alto índice de sospecha y de vigilancia médica.

- Existe un alto riesgo de recurrencia.

¿Cuáles son los factores predisponentes para infección del tracto urinario en niños?

Los factores de riesgo para ITU son:

> **La infección de tracto urinario es una causa común de fiebre en los niños.**

- Las ITU son más comunes en las niñas, debido a que su uretra es más estrecha.
- En las niñas de que limpian de atrás hacia adelante (en lugar de adelante hacia atrás) después ir al baño.
- En niños que tienes anomalías congénitas del tracto urinario tales como: reflujo vesicoureteral (condición con un flujo anormal retrogrado (reflujo) de orina desde la vejiga a través de los uréteres hacia los riñones) y válvulas de la uretra posterior.
- Los niños no circuncidados desarrollan ITU más frecuentemente que aquellos circuncidados.
- Litiasis en el sistema urinario.
- Otras causas: estreñimiento, mala higiene perineal, cateterización prolongada o historia familiar de ITU.

Síntomas de infección de tracto urinario

Niños mayores pueden referir síntomas. Los síntomas comunes de infección de tracto urinario son similares en los niños mayores y los adultos y se discuten en el capítulo 18.

Los niños más jóvenes son incapaces de referir síntomas. Los síntomas más comunes de ITU son: fiebre de origen inexplicable, llanto cuando sale la orina, dificultad para orinar, orina fétida.

Los niños pequeños también pueden presentar pérdida del apetito, vómito, diarrea, perdida o pobre ganancia de peso, irritabilidad o no presentar síntomas.

Diagnóstico de infección de tracto urinario

Investigaciones realizadas en niños con infecciones del tracto urinario demostraron:

Los síntomas más comunes en los niños de ITU son: episodios recurrentes de fiebre, pobre ganancia de peso, y problemas urinarios.

---

1. Examenes básicos para la Investigación de infección del tracto urinario

- Pruebas de detección de ITU: Examen microscópico o tira reactiva de orina. Discutidos más a detalle en el capítulo 18.

- El examen diagnóstico definitivo para ITU es: el cultivo de orina, el cual identifica la bacteria especifica que causa la infección y selecciona el antibiótico más adecuado para su tratamiento.

- Exámenes de sangre: hemoglobina, conteo total y diferencial de células blancas, urea, creatinina, glucosa, proteína C reactiva, etc.

2. Investigación para el diagnóstico de factores de riesgo de infección de tracto urinario

- Estudios radiográficos para detectar anormalidades subyacentes: Ultrasonido renal y vesical, radiografía de abdomen, uretrocístograma miccional, tomografía axial computarizada y/o resonancia magnética de abdomen, y urografía intravenosa.

- Estudios para diagnosticar lesiones renales: gammagrafía renal (DMSA (ácido dimercaptosuccínico)) este estudio se debe realizar de 3 a 6 meses después del último episodio de ITU.

- Estudios de urodinamia, para valorar las funciones de la vejiga.

¿Qué es el uretrocístograma miccional? , ¿Cuándo y cómo se hace?

- El uretrocístograma miccional (CUGM), es un estudio de imagen muy importante en el diagnóstico de infecciones de tracto urinario y reflujo vesicoureteral en niños.

- El CUGM es el estándar de oro para el diagnóstico de reflujo

---

Es importante practicar estudios de imagen para detectar anormalidades del tracto urinario.

---

vesicoureteral y su grado de severidad; y la detección de anormalidades de vejiga y uretra.

- Se debe realizar en todos los niños menores de dos años que sufran un episodio de ITU.

- El CUGM debe realizarse después de haber terminado el tratamiento de la ITU. Usualmente después de una semana posterior al diagnóstico.

- En este estudio la vejiga se llena en toda su capacidad con contraste (yodo radiopaco; un colorante que se puede ver en la película de rayos X), por medio de un catéter que se coloca con previa asepsia y usualmente con profilaxis antibiótica.

- Se realizan una seria de tomas de rayos X antes y en intervalos de tiempo durante la micción. este estudio provee una visión completa de la anatomía y del funcionamiento de la vejiga y la uretra.

- El CUGM puede detectar un flujo anormal de orina desde la vejiga hacia los uréteres o los riñones, conocido como reflujo vesicoureteral. el VCUG es esencial para detectar válvulas en la uretra posterior en infantes masculinos.

Prevención de infecciones del tracto urinario

1. Incrementar la ingesta de líquido. ya que causa orinas diluidas y ayuda a la eliminación de las bacterias de la vejiga y el tracto urinario.

2. Los niños debe orinar cada dos o tres horas: ya que mantener orina en la vejiga por periodos prolongados provee oportunidad para el crecimiento bacteriano.

3. Mantener el área genital limpia: limpiar de adelante hacia atrás (y no de atrás hacia adelante) después de ir al baño. Este hábito

---

El CUGM en el estudio de rayos X más confiable en los niños con ITU para detectar reflujo vesicoureteral y válvulas en la uretra posterior.

previene la propagación de bacterias de la región anal a la uretra.

4. Cambio frecuente de pañal, para prevenir el contacto prolongado del excremento con el área genital.

5. Los niños deben de usar únicamente ropa interior de algodón, para permitir la circulación del aire. Evitar los pantalones ajustados y la ropa interior de nailon.

6. Evitar los baños de espuma o burbujas.

7. En los niños no circuncidados, el prepucio debe ser lavado frecuentemente.

8. En niños con reflujo vesicoureteral, estimular la micción doble o triple para prevenir la orina residual.

9. Dosis bajas y diarias de antibióticos a largo plazo como medida preventiva está recomendada en algunos niños que son propensos a ITU crónicas.

Tratamiento de infección de tracto urinario

Medidas generales

- El niño debe seguir todas las medidas de prevención de infección del tracto urinario.

- El niño con ITU debe ser estimulado a beber más agua. niños hospitalizados necesitan hidratación intravenosa.

- Se deben dar medicamentos adecuados para la fiebre.

- Un examen de orina después de haber completado el tratamiento es necesario para cerciorarnos que la infección se controló adecuadamente, se deben realizar exámenes de seguimiento en los niños para confirmar que no hay infección nuevamente.

- El ultrasonido y otros estudios de investigación pertinentes se deben realizar en los niños con ITU.

El tratamiento inadecuado y retrasado de las ITU en los niños puede ser peligroso y causar enfermedad renal crónica.

Tratamiento específico

- En niños, las ITU deben ser tratadas sin demora con antibióticos para proteger el desarrollo de los riñones.

- El cultivo de orina debe de realizarse antes de iniciar los antibióticos para identificar al agente causal y proveer el tratamiento antibiótico adecuado.

- Necesitan hospitalizarse para recibir antibióticos intravenosos potentes los niños/as que tienen fiebres muy altas, vómitos, dolor severo en los flancos, incapacidad para tomar medicamentos vía oral, los neonatos y lactantes menores.

- Los antibióticos vía oral pueden administrarse en niños mayores de 3 a 6 meses de edad, que no se encuentren muy enfermos, y que son capaces de la ingesta del medicamento.

- Es importante que los niños reciban la dosis adecuada del antibiótico y que esta sea señalada por un médico, se debe completar el total de la dosis prescrita, incluso si los niños ya no tienen ningún síntoma de ITU.

Infección recurrente del tracto urinario

Niños/as con ITU recurrente sintomática necesitan un ultrasonido, VCUG y en algunas ocasiones gammagrafía renal, para investigar una causa subyacente; tres problemas importantes y tratables de ITU recurrentes son: reflujo vesicoureteral, válvulas de la uretra posterior y litiasis renal, de acuerdo a la causa primaria de dará el tratamiento médico especifico, seguido de las medidas preventivas y se valorara la necesidad de antibióticos profilácticos a largo plazo. En ciertos niños el tratamiento quirúrgico será planeado en conjunto por el nefrólogo y urólogo.

**El cultivo de orina identifica la bacteria causante
y nos da la mejor opción de tratamiento.**

Válvulas uretrales posteriores (VUP)

Válvulas uretrales posteriores (VUP) son una anormalidad congénita de la uretra que ocurre en los niños. VUP es la causa más común de obstrucción del tracto urinario inferior en los niños.

Problema principal y su importancia: En el VUP existen pliegues de tejido entre la uretra que provocan una obstrucción anormal, incompleta e intermitente del flujo de la orina, incrementando la presión vesical, lo cual ocasiona un aumento en el tamaño de la vejiga y su capa muscular se vuelve muy gruesa.

El engrosamiento y el aumento de la presión de la vejiga, ocasionan un aumento de la presión en los uréteres y riñones. Dando como resultado dilatación ureteral y renal, cuando la dilatación no es diagnosticada a tiempo puede evolucionar a Enfermedad renal crónica (ERC). A largo plazo el 25 al 30% de los niños con VUP evolucionan a enfermedad renal crónica terminal (ERCT). Por lo cual PUV representan una causa importante de morbilidad y mortalidad en los infantes y niños.

Síntomas: los síntomas más comunes de las válvulas uretrales posteriores son: chorro urinario débil, fuga de orina, dificultad para orinar, enuresis, dolor en la parte baja del abdomen (región suprapúbica), globo vesical e infecciones de tracto urinario.

Diagnóstico: el ultrasonido antes de nacimiento en los barones provee pistas para el diagnóstico de las VUP, pero el estándar de oro para su diagnóstico es el CUGM, el cual se puede realizar inmediatamente después del nacimiento.

Tratamiento: las VUP requieren de manejo conjunto por urólogo y nefrólogo.

La primera línea de tratamiento consiste en introducir una sonda en la vejiga (usualmente por vía uretral y en ocasiones directamente por vía

> **VUP causan abstruccion del tracto urinario inferior en ninso y puede evolucionar a ERC si no setrata a tiempo.**

abdominal- catéter suprapúbico) para drenar la orina de manera constante.

De manera simultánea se inician medida de soporte como tratamiento para infecciones, anemia y falla renal, corrección de malnutrición, y desequilibrio hidroelectrolítico, etc.

El tratamiento definitivo para las PUV es quirúrgico, la válvula es removida de la uretra por el urólogo con ayuda de un endoscopio, todos los niños necesitan de continuar con vigilancia médica con el nefrólogo de por vida, debido al riesgo de ITU, problemas del crecimiento, anormalidades electrolíticas, anemia, elevación de la tensión arterial y al riesgo de desarrollo de ERC.

Reflujo vesicoureteral (RVU)

El reflujo vesicoureteral (RVU) es "flujo anormal de orina de la vejiga hacia los uréteres"

¿Por qué es importante conocer acerca del reflujo vesicoureteral?

RUV está presente en cerca del 30 al 40% de los niños/as con ITU con fiebre. En muchos niños/as el RVU puede causar fibrosis y daño renal. El daño renal puede causar elevación de la tensión arterial, preeclampsia en mujeres adolescentes, enfermedad renal crónica y finalmente en algunos pacientes enfermedad renal crónica terminal. El RVU es más común en niños/as con antecedentes familiares de RVU y afecta de manera más frecuente a las niñas.

¿Qué es el reflujo vesicoureteral y porque ocurre?

El RVU es una condición en la que hay un flujo retrogrado anormal de la orina (reflujo) desde la vejiga hacía los uréteres y posiblemente hacia los riñones.

El RVU es muy común en niños/as con ITU y es un factor de riesgo para el desarrollo de hipertensión y ERC.

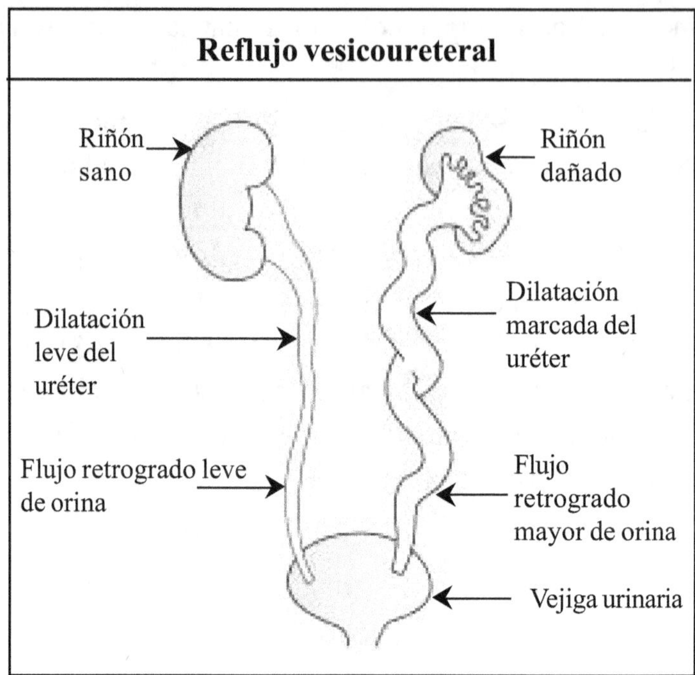

Este puede ocurrir en cada uno o en ambos a la vez.

La orina se forma en los riñones y es conducida hacia la vejiga a través de los uréteres.

La orina normalmente circula en una sola dirección, bajando por los uréteres al interior de la vejiga.

Durante la micción y cuando la vejiga está llena de orina, las válvulas entre la vejiga y los uréteres son responsables de la prevención del reflujo de orina, RVU es causado por un defecto en el mecanismo de estas válvulas.

En el reflujo urinario de la vejiga a los uréteres y a los riñones, la severidad del mismo va de la forma leve a la severa (grado I al V).

¿Qué causa el reflujo vesicoureteral?

Hay dos tipos de RVU: RVU primario y RVU secundario. RVU primario es el tipo de reflujo más común está presente desde el nacimiento. El

RVU secundario puede ocurrir a cualquier edad. Comúnmente está asociado a obstrucción o malfuncionamiento de la vejiga o la uretra.

¿Cuáles son los síntomas del reflujo vesicoureteral?

No hay signos y síntomas específicos del RVU.

Pero frecuentemente se asocia con infecciones recurrentes del tracto urinario, siendo esta la presentación más común del RVU. En niños mayores con reflujo vesicoureteral severo no tratado, pueden aparecer signos y síntomas que a parecen debido a las complicaciones como elevación de la tensión arterial, proteinuria y falla renal.

¿Cómo de diagnostica el reflujo vesicoureteral?

Investigaciones realizadas en niños con sospecha de RVU:

1. Exámenes básicos para el diagnóstico de RVU:

- Uretrocistograma miccional (CUGM), es el estándar de oro para el diagnóstico de RVU y para determinar su severidad.

- El reflujo vesicoureteral es clasificado según el grado de reflujo.

  El grado de RVU está determinado por la cantidad de orina que regresa a través de los uréteres y riñones. El grado es importante para determinar el pronóstico a largo plazo y para dar la terapia adecuada a cada paciente.

- En la forma leve de RVU, la orina refluye únicamente hacia el uréter (grado I y II). En las formas más severas de RVU la orina refluye de manera importante y hay marcada tortuosidad y dilatación de los uréteres (grado III y IV) e hidronefrosis (grado V)

2. Investigación adicional en el abordaje de RVU

- Examen general de orina y cultivo de orina: para detectar ITU.

Con antibióticoterapia a largo plazo (años), el reflujo de bajo grado puede resolverse sin cirugía.

- Exámenes de sangre: los usualmente realizados: hemoglobina, conteo de células blancas, urea y creatinina.

- Ultrasonido renal y vesical: para verificar el tamaño y la forma de los riñones, determinar si hay lesiones, litos, obstrucción o anormalidades, no puede detectar reflujo.

- gammagrafía renal (DMSA): Este el mejor método para la detección de lesión renal.

¿Cómo se trata el reflujo vesicoureteral?

Es importante tratar el RVU para prevenir posibles infecciones y daño renal. El manejo del reflujo vesicoureteral depende del grado de reflujo, la edad del niño/a y los síntomas. Hay tres opciones para tratar el RVU, con antibióticos, con tratamiento endoscópico y con cirugía.

La primera línea de tratamiento del RVU es con antibióticos para prevenir ITU, la cirugía y el tratamiento endoscópico se reservan para los casos de RVU severo o para aquellos casos en los que la antibiticoterapia no dio buenos resultados.

RVU Leve: El RVU leve puede desaparecer completamente por sí solo, cuando el niño/a cumple 5 o 6 años de edad, por lo tanto en los niños con RVU leve es menos frecuente las técnicas quirúrgicas como tratamiento, se prefiere el uso de dosis bajas de antibióticos una o dos veces al día a diario por tiempo prolongado para prevenir ITU. Esto recibe el nombre de antibióticoterapia profiláctica. La antibióticoterapia profiláctica es útil por lo general hasta los 5 años de edad. Recuerda que los antibióticos por sí mismos no corrigen el RVU. La nitrofurantoína y el clotrimazol son los antibióticos preferidos como profilaxis.

Se recomienda la evaluación periódica de niños con RVU.

Todos los niños/as con RVU deben de seguir las medidas generales de prevención para ITU (discutidas anteriormente) y tener una micción frecuente y doble.es necesario realizar exámenes de orina frecuentes para detectar ITU, el ultrasonido y el VCUG deben repetirse cada año para determinar si el reflujo ha disminuido.

RVU Severo: la forma de RVU severo rara vez se resuelve por sí solo, por lo cual las formas severas de RVU requieren de tratamiento endoscópico o quirúrgico.

La corrección del reflujo por cirugía abierta (reimplantación ureteral o ureteroneocistostomía) impide el reflujo de orina. La media de éxito del tratamiento con cirugía es alto (88 al 99%).

La técnica endoscópica es la segunda modalidad de tratamiento más efectiva para el manejo del RVU severo. Los beneficios de la técnica endoscópica son que se puede realizar de manera ambulatoria, dura solo 15 minutos, tiene menos riesgos y no requiere de incisión. El tratamiento endoscópico es hecho bajo anestesia general. En este método con ayuda de un endoscopio (tubo flexible) y un material de relleno especial (ejemplo dextranómero/copolimero de ácido hialuronico- DEFLUX-) es inyectado dentro del área donde el uréter entra a la vejiga, la inyección de este material de relleno incrementa la resistencia en la entrada del uréter e impide el reflujo de orina hacia el uréter.

La tasa de resolución del reflujo mediante esta técnica va del 85 al 90%. El tratamiento estadios tempranos de RVU, ya que evita el uso a largo plazo de antibióticos y el estrés de vivir con RVU por años.

Seguimiento: Todos los niños con RVU debes ser monitoreados de por vida con control de peso, talla, medición de la tensión arterial, exámenes de orina y otros exámenes recomendados.

La cirugía y el tratamiento endoscópico están indicados en las formas de RVU severo o cuando la antibioticoterapia no dio buenos resultados.

¿Cuándo se debe contactar a un médico?

Para los niños/ as con infección del tracto urinario el médico debe de contactarse inmediatamente en caso de:

- Fiebre persistente, escalofríos, dolor o ardor al orinar, orina fétida, hematuria (orina con sangre).
- Nauseas o vómitos que impiden la ingesta de líquidos y medicamentos.
- Deshidratación por pobre ingesta de líquidos o vómitos y/o diarrea.
- Dolor en la espalda baja o el abdomen.
- Irritabilidad, pérdida del apetito, retraso en el desarrollo.

Las técnicas quirúrgicas corrigen hasta el 90% de los RVU.

Capitulo 24

Eneuresis Nocturna
Paulina Alabarran-Lopez

La eneuresis o la perdida involuntaria de orina mientras duerme, es muy común en niños. La eneuresis nocturna no es el resultado de dolencia renal, pereza o malicia de los niños. En la mayoría de los casos se detiene solo sin requerir de tratamiento cuando crecen. Sin embargo, es un motivo de preocupación para los niños y sus familiares.

¿Cuál es el porcentaje de niños que presentan eneuresis y cuál es la edad en la que normalmente se detiene?

Es común en menores de 6 años. A la edad de 5 años la eneuresis ocurre en 15-20% de los niños. Con la edad hay una proporción de disminución en la eneuresis: a los 10 años 5%, 15 años 2% y en adultos menos de 1%.

¿Cuáles niños son más propensos a presentar eneuresis nocturna?

- Niños en los que sus padres tuvieron el mismo problema en la niñez
- Es más común en niños que en niñas
- El problema aumenta o inicia con estrés físico o psicológico
- Niños con sueño profundo
- Aquellos que tuvieron retraso en el desarrollo neurológico normal que reduce la habilidad de reconocer la vejiga llena
- En un muy pequeño porcentaje (2-3%) presentan problemas médicos como infección del tracto urinario, diabetes, falla renal, constipación, vejiga pequeña, oxiuros, anormalidad en válvula uretral y espina bífida son los responsables.

La prevalencia de enuresis disminuye con la edad.

¿Cuándo y cuales estudios se realizan en niños con eneuresis?

Los estudios se realizan en niños en los que se sospecha que problema médico y estructural es el causante de la eneuresis. Las pruebas más frecuentemente realizadas son pruebas de orina, glucosa en sangre, radiografía de columna y ultrasonido y otros estudios de imagen de los riñones o vejiga.

Tratamiento

La eneuresis nocturna es completamente involuntaria. No se hace intencionadamente, así que no regañes, castigues o le grites al niño. En lugar de regañarlo hay que tranquilizarlo y la eneuresis se detendrá o curara con el tiempo.

El tratamiento inicial incluye educación, terapia motivacional y cambiar los hábitos de ingesta de líquidos y micción. Si la eneuresis no mejora con estas medidas se debe intentar con alarmas de eneuresis y medicamentos.

1. Educación y terapia motivacional

- El niño debe ser educado exhaustivamente sobre mojar la cama

- La eneuresis no es una falla del niño así que no lo amonestes. Eso empeora la situación

- Cuida que nadie se burle del niño por mojar la cama

- Es importante reducir el estrés que el niño sufra debido a la eneuresis. Y la mejor forma de ayudar a que lo supere es que sienta que la familia esta con él y tranquilizarlo diciendo que el problema es temporal y es seguro que se corregirá.

- Use calzón entrenador o pañales

> **Evaluar en caso de sospecha de problemas médicos o estructurales de tracto urinario.**

- Haz el arreglo adecuado con lámparas nocturnas para facilitarle el acceso al baño en la noche.
- Ten un pijama extra, ropa de cama y toalla a la mano así el niño si despierta debido a que mojo la cama pueda hacer la cama y cambiarse de ropa de manera conveniente.
- Cubre el colchón con plástico para evitar que se dañe
- Coloca una toalla grande debajo de la ropa de la cama para mejor absorción
- Fomenta el baño diario en la mañana así no olerá a orina
- Celebra y recompensa a tu niño por una noche seca. incluso un pequeño regalo motivara al niño
- La constipación no debe ser descuidada. Debe ser tratada.

2. Limitar la ingesta de líquidos

- Limitar la cantidad de líquidos que el niño toma 2 a 3 horas antes de irse a acostar. Pero asegúrate que tome una cantidad de líquidos adecuada durante el día.
- Evita la ingesta de cafeína (té y café) chocolate y bebidas carbonatadas (refrescos) durante la tarde. Estos incrementan la necesidad de orinar y agravar la eneuresis

3. Consejos en hábitos de micción

- Fomenta el orinar 2 veces antes de ir a dormir, la primer micción antes de acostarse y la segunda justo antes de quedarse dormido
- Hazle el hábito del uso del baño a intervalos regulares a lo largo del día.
- Despierta al niño todas las noches, alrededor de 3 horas después de haberse dormido para miccionar. Si es necesario, use alarma.

La enuresis es involuntaria y no amerita regaños.

- Al determinar la hora más cercana a la eneuresis y se puede ajustar la hora de despertarlo.

4. Alarma de eneuresis

- Las alarmas de eneuresis o humedad son el método más efectivo para el control de la eneuresis y generalmente están reservados para niños mayores de 7 años.

- En este un sensor alarma esta adherido a la ropa interior. Cuando el niño se orina en la cama, el sensor detecta la humedad y la alarma suena y despierta al niño. El despertar al niño ayuda a controlar la orina mientras alcanza a llegar al baño.

- La alarma ayuda en e l entrenamiento del niño para despertar justo antes de la eneuresis.

5. Ejercicios de entrenamiento de vejiga

- Algunos niños con eneuresis, tienen vejiga pequeña. La meta del entrenamiento de la vejiga es incrementar la capacidad de la vejiga.

- Durante el día se le indica al niño que tome una gran cantidad de agua y se le dice que detenga la orina hasta que tenga urgencia para orinar.

- Con práctica, un niño puede retener su orina durante un largo tiempo. Esto hará al músculo del a vejiga más fuerte e incrementará su capacidad.

6. Terapia con medicamentos

Los medicamentos son utilizados como último recurso para detener la eneuresis y generalmente son utilizados en niños mayores de 7 años. Son efectivos pero no "curan" la eneuresis. Proporcionan una medida

---

Los ejercicios vesicales ayudan a controlar la enuresis.

provisional y son los más utilizados de forma temporal. La eneuresis usualmente recidiva cuando el medicamento se suspende. Una cura permanente es más probable con alarmas de eneuresis que con medicamentos.

A. Acetato de desmopresina (DDAVP): las tabletas de desmopresina están disponibles y son prescritas cuando los otros métodos sin inefectivos. Este medicamento reduce la cantidad de orina producida por el niño durante la noche. Así que este medicamento es útil en aquellos niños que producen una gran cantidad de orina. Mientras el niño está con esta medicación, recuerda el reducir la ingesta de líquidos durante la tarde para evitar la intoxicación por agua. Este medicamento es usualmente administrado antes de la hora de dormir. Evitar dar este medicamento cuando el niño, por alguna razón ha bebido mucho líquido.

Aún así este medicamento es muy efectivo y tiene muy pocos efectos colaterales, debido al costo elevado pocos padres pueden costearlo.

B. Imipramina: la imipramina (antidepresivo tricíclico) tiene un efecto relajante en la vejiga, incrementa el tono del esfínter, de este modo incrementa la capacidad de la vejiga para retener la orina. Este medicamento es utilizado usualmente durante 3-6 meses. Debido a su rápido efecto, este medicamento es tomado 1 hora antes de la hora de dormir. Este medicamento es altamente efectivo, pero debido a sus efectos colaterales es utilizado selectivamente.

C. Oxibutinina: La oxibutinina (medicamento antiadrenérgico) es útil para la eneuresis diurna. Este medicamento reduce las contracciones de la vejiga e incrementa la capacidad de la vejiga. Los efectos colaterales incluyen boca seca, enrojecimiento facial y constipación.

Los farmacos para la enuresis actuan en riñón y vejiga.

¿Cuándo debemos contactar a un médico para un niño con problemas de eneuresis?

La familia de un niño con eneuresis debe contactar a un médico inmediatamente si el niño:

- Tiene eneuresis diurna.

- Continua con eneuresis luego de los 7 u 8 años de edad.

- Reinicia con eneuresis luego de un periodo de 6 meses sin ésta..

- Pierda el control al evacuar las heces.

- Tiene fiebre, dolor, ardor, orina frecuente, sed inusual y edema de la cara y pies.

- Tiene un chorro de orina pobre y dificultad o esfuerzo al orinar.

La enuresis despúes de los 7 años puede significar un problema orgánico.

Dieta en Enfermedad Renal Crónica
Enrique Ureña-Contreras, MD

La función mayor de los riñones es remover los residuos y purificar la sangre. Además de esto los riñones juegan un importante papel en remover agua extra, químicos y minerales; y regula agua y minerales como el sodio, potasio, calcio, fosforo y bicarbonato en el cuerpo.

En pacientes que sufren de Enfermedad Renal Crónica (ERC), la regulación de líquidos y electrolitos puede estar alterada. Por esta razón aun con la ingesta común de agua, sodio y potasio puede causar serios disturbios en el balance de los líquidos y electrolitos.

Para reducir la carga en los riñones con daño en su función y para evitar disturbios en el balance de los líquidos y electrolitos, los pacientes con Enfermedad Renal Crónica deben modificar la dieta por la orientación del medico y el nutriólogo. No hay dieta fija por los pacientes con ERC. A cada paciente se le proporciona un asesoramiento dietético diferente dependiendo de su estado clínico, el estadio de la falla renal y otros problemas médicos. El asesoramiento dietético necesita modificaciones aun para el mismo paciente en diferentes veces.

Los objetivos de la terapia dietética en pacientes con ERC son:

1. Reducir la progresión de Enfermedad Renal Crónica y posponer la necesidad de diálisis.

2. Reducir los efectos tóxicos del exceso de urea en la sangre.

3. Mantener un estado nutricional optimo y prevenir la perdida de masa muscular magra.

4. Reducir los riesgos de disturbios en los líquidos y electrolitos.

5. Reducir los riesgos de enfermedad cardiovascular.

196. Salva tu riñón

Los principios generales de la terapia dietética en los pacientes con ERC son

- Restringir la ingesta de proteinas a 0.8gr/kg de peso corporal/día.

- Adecuado suministro de carbohidratos para proveer energia.

- Moderado suministro de cantidaes de grasa. Baja ingesta de mantequilla, manteca y aceite.

- Limitar la ingesta de líquidos y agua en caso de edema.

- Restringir la cantidad de sodio, potasio y fosforo en la dieta.

- Suministrar vitaminas y oligoelementos en cantidades adecuadas.Dieta alta en fibra es recomendada.

Los detalles de la selección y modificación en la dieta de los pacientes con ERC son los siguientes:

1. Ingesta elevada de calorías

El cuerpo necesita calorías para las actividades diarias y para mantener la temperatura, el crecimiento y el adecuado peso corporal. Las calorías son suministradas principalmente por los carbohidratos y las grasas. Los requerimientos usuales de calorías en los pacientes con ERC son de 35-40kcal/kg de peso corporal/día. Si la ingesta de calorías es inadecuada, las proteínas son usadas para proveer las calorías. Esta ruptura en las proteínas puede llevar a efectos perjudiciales tales como malnutrición y mayor producción de productos de desecho. Por lo que es muy esencial proveer cantidades adecuadas de calorías para pacientes con ERC. Es importante calcular los requerimientos de las calorías del paciente a su peso ideal y no a su peso actual. El peso puede ser ya sea bajo o alto especialmente en pacientes con desnutrición o diabetes con ERC preexistente.

Carbohidratos

Los carbohidratos son la principal fuente de energía del cuerpo. Los carbohidratos son encontrados en el trigo, cereales, arroz, papas, frutas, vegetales, azúcar, miel, galletas, pasteles, dulces y bebidas. Los pacientes obesos y con diabetes necesitan limitar las cantidades de carbohidratos. Lo mejor es usar carbohidratos completos de los cereales como el trigo, aumento en el mijo sin pulir como el Johar, Bajra, Ragi, nachni los cuales tambiénproporcionarían fibras. Estos pueden formar gran parte de los carbohidratos o todas otras sustancias que contengan azucares simples no deben formar mas del 20% de los carbohidratos.

Grasas

Las grasas son una fuente importante de las calorías del cuerpo y proveen dos veces calorías que los carbohidratos y las proteínas. Insaturadas o GrasasBuenas como el aceite de olivo, aceite de maní (cacahuate), aceite de canola, aceite de cártamo, aceite de girasol, pescado o nueces son mejores que las saturadas o ¨Grasas malas tales como la carne roja, aves de corral, leche entera, mantequilla, manteca, queso, coco y la manteca de cerdo. Reducir la ingesta de grasas saturadas y colesterol ya que estas pueden causar enfermedades cardiacas y daño renal.

Entre las grasas insaturadas es importante poner atención en la proporción de grasas monoinsaturadas y polinsaturadas. Cantidades excesivas de ácidos grasos polinsaturados omega-6 (PUFA) y una muy alta relación de omega-6/omega-3 es perjudicial mientras una baja relación de omega-6/omega-3 resulta en efectos benéficos. El uso de mezclas de aceite vegetal mas que aceite simple lograra el propósito. Los ácidos grasos que contiene las sustancias como vanaspati/manteca Dalda, papas fritas, donas y galletas y pasteles preparados comercialmente pueden ser perjudiciales y deben ser evitados.

2. Restringir la ingesta de proteínas

Las proteínas son esenciales para repara y mantener los tejidos corporales. Estas también ayudan en la curación de las heridas y pelear encontra de las infecciones. La reducción de la proteínas reduce la taza de reducción de la función renal y por lo tanto retarda la necesidad de diálisis y trasplante renal. Pero se debe evitar la inadecuada restricción de proteínas. El poco apetito es común en los pacientes con ERC. El pobre apetito y la restricción estricta de proteínas juntos pueden llevar a una nutrición pobre, perdida de peso, falta de energía y reducción en la resistencia del cuerpo; lo cual incrementa el riesgo de muerte.

En la India las personas consumen dieta basada principalmente en vegetales. Aun en esos quienes comen comida no vegetariana no hacen una dieta básica regular diariamente. El consumo de la dieta muchas de las veces se queda corto de la ingesta de proteínas ya sea por el estado socio económico o familiar de lo indicado por el Consejo de Investigación Medico de la India (CIMI), lo cual es de 1mg por kilogramo de peso corporal. Por lo tanto pensado a la restricción de proteínas a 0.8mg/kg lo indicado para los pacientes con estadios avanzados de ERC esto solo es ligeramente menor. El énfasis debe ser en mejorar la calidad de proteínas consumidas. La atención debe ser puesta en comer proteínas de alto valor biológico (0.4 a 0.6gr/kg) que contiene los productos de leche cuajada, requesón, polvo de soya, soya granulada, tajos de soya, clara de hueco, etc. Y para los no vegetarianos huevo en forma diaria y pequeñas cantidades de grasas de pescado.

3. Ingesta de líquidos

¿Por qué los pacientes con ERC deben tomar precauciones con la ingesta de líquidos?

Los riñones juegan un papel muy importante en mantener las cantidades apropiadas de agua en el cuerpo removiendo el exceso de líquidos como orina. En pacientes con ERC, como la función de los riñones esta afectada, el volumen de orina usualmente se disminuye.

La producción producida de orina reducida lleva a retención y exceso de líquidos en el cuerpo causando edema facial, edema en piernas y brazos y elevación de la tensión Arterial. La acumulación de líquidos en los pulmones causa disnea. Si este no se controla puede amenazar la vida.

¿Cuáles son los síntomas del exceso de líquidos en el cuerpo?

El exceso de agua en el cuerpo es llamado anasarca. Edema, ascitis (acumulación de liquido en la cavidad abdominal), disnea y aumento de peso en un periodo corto son los síntomas los cuales indican anasarca.

¿Qué precauciones deben tomar los pacientes con ERC para el control de la ingesta de líquidos?

Para evitar el exceso o el déficit de líquidos el volumen de líquidos tomado debe ser recomendado por el medico. El volumen de liquido permitido puede variar para cada paciente con ERC y es calculado en base a la producción de orina y al estado hídrico de cada paciente.

¿Qué cantidad de líquidos en pacientes con Enfermedad Renal Crónica es aconsejado tomar?

- En pacientes sin edema y adecuada producción de orina, agua no restringida y la ingesta de líquidos están permitidos. Pero que los pacientes con enfermedad renal crónica deben tomar grandes cantidades de líquidos para proteger el riñón es un concepto equivocado.

- Los pacientes con edema y reducción en la producción de orina son instruidos a restringir la ingesta de líquidos. Para reducir el edema, los líquidos permitidos en 24hrs deben ser menores que el volumen de orina por día.

- Para evitar el exceso o el déficit, el volumen de líquido usualmente permitido en un día es igual al volumen de orina del día previo mas 500ml. Los 500ml adicionales de liquido corresponden aproximadamente a las perdidas de líquidos de la respiración e inspiración.

¿Por qué los pacientes con enfermedad renal crónica deben pesarse diariamente ellos mismos y mantener un registro?

Para monitorizar el volumen de liquido en el cuerpo y detectar la ganancia o perdidas de líquidos de forma mas temprana, los pacientes deben de pesarse ellos mismos diariamente y registrarlo. El peso corporal se mantiene constante cuando las instrucciones de ingestas de líquidos son seguidas estrictamente. La ganancia de peso súbita indica exceso de líquido debido al incremento en la ingesta de líquidos. La ganancia deposo alerta a los pacientes de la necesidad de restricción de líquidos más meticulosa. La pérdida de peso ocurre usualmente como un efecto combinado de la restricción de líquidos y la respuesta a los diuréticos.

Tips útiles para reducir la ingesta de líquidos:

Restringir la ingesta de líquidos es difícil, pero estos tips te ayudaran:

1. Pesarte tu mismo en un tiempo fijo cada día y ajustar la ingesta de líquidos acordemente.

2. El medico debe advertirte cuanta cantidad de líquidos consumida tienes permitida en un día. A consecuencia calcular apropiadamente y tomar el volumen de líquidos medido cada día. Recordar que la ingesta de líquidos incluye no solo agua sino también té, café, leche, requesón, mantequilla, jugo, helado, bebidas frías, sopa, Thin Dal, etc. Mientras se calcula la ingesta de líquidos, tu debes también calcular los líquidos ocultos en tu comida. Se precavido de alimentos como la sandia, las uvas, lechuga, tomates, apio, salsa, gelatinas, golosinas congeladas como las paletas,etc. Ya que ellas tienen alto contenido en agua.

3. Reducir comidas saladas, condimentadas y fritas en tu dieta ya que ellas incrementan la sed y pueden llevarte a mayor consumo de líquidos.

4. Toma solo cuando tu estés sediento. No tomes como habito o porque los demásestán tomando.

5. Cuando tu estés sediento toma una pequeña cantidad de agua o un cubo de hielo. Toma un pequeño cubo de hielo y chúpalo. El hielo esta mas tiempo en la boca que el liquido entonces es mas satisfactorio que la misma cantidad de agua. No olvides cuantificar el hielo como liquido consumido. Para un fácil cálculo congela la cantidad de lo permitido de agua dentro de un recipiente de hielo.

6. Ten cuidado de la sequedad de la boca, uno puede hacer gárgaras con agua sin tomarla. La sequedad de la boca puede ser reducida por chicles, chupar dulces macizos, un pedazo de limón o mentas y el uso de enjuagues bucales para humedecer la boca.

7. Siempre usa pequeños tamaños de copas o vasos para tus bebidas para limitar la ingesta de líquidos.

8.   Toma tus medicamentos después de las comidas cuando tu estés tomando agua para evitar el consumo de agua extra para las medicinas.

9. Un paciente debe de mantenerse ocupado con trabajo. Un paciente quien se mantiene poco ocupado siente el deseo de tomar agua mas frecuentemente.

10. La glucosa en sangre alta en pacientes diabéticos puede incrementar la sed. Por lo que un estricto control de la glucosa es esencial para reducir la sed.

11. Desde que el clima caliente aumenta, aumenta la sed, cualquier medida tomada para mantenerse enfriado es deseable y recomendado

¿Cómo medir y consumirprecisamente la cantidad de líquidos prescrita por día?

• Llena un contenedor con agua igual a la cantidad exacta de líquidos prescrita por el médico para la ingesta diaria

• El paciente debe de tener en mente que no mas de la cantidad de la ingesta de líquidos esta permitida por día

- Cada vez que el paciente consuma una cierta cantidad, el liquido debe ser observado. La misma cantidad de agua debe ser removida del contenedor de agua y tirada.

- Cuando el contenedor ya no tiene mas agua, el paciente se debe dar cuenta que su limite de ingesta de líquidos por día a culminado y no mas debe de ser bebida. El paciente es advertido a distribuir la ingesta de líquidos durante todo el día para evitar la necesidad de líquidos adicional.

- Este método de control debe ser repetido cada día.

- Por este simple pero muy efectivo método el volumen de líquidos prescrito puede ser precisamente liberado al paciente y la ingesta de líquidos puede ser restringida.

4. Restricción en la dieta de sal (Sodio)

¿Por qué a los pacientes con ERC deben de ser aconsejado para bajo consumo de sodio en la dieta?

El sodio es importante en nuestra dieta para el cuerpo para mantener el volumensanguíneo y controlar la presión arterial. Los riñones juegan un papel importante en la regulación de sodio. En pacientes con ERC, los riñones no pueden remover el exceso de liquido y sodio en el cuerpo entonces el sodio y el agua incrementa en éste.

El incremento de la cantidad de sodio en el cuerpo lleva a aumento en la sed, edema, disnea y aumento de la presión arterial. Para prevenir o reducir estos problemas los pacientes con ERC deben de restringir la ingesta de sodio en la dieta.

¿Cuál es la diferencia entre Sodio y Sal?

Las palabras sodio y sal son rutinariamente usadas como sinónimos. La sal común es Cloruro se Sodio la cual contiene 40% de sodio. La sal es la principal fuente de sodio en nuestra dieta. Pero la sal no es la única fuente de sodio. Hay bastantes otros compuestos de sodio en nuestros alimentos tales como:

- Alginato de Sodio: Usado en los helados y la leche de chocolate.
- Bicarbonato de Sodio: Usado como polvo para hornear y refrescos.
- Benzoato de Sodio: Usado como un conservador en las salsas.
- Citrato de Sodio: Usado como intensificador de sabor de las gelatinas postres y bebidas.
- Nitrato de Sodio: Usado como conservador y colorante de carne procesada.
- Sacarina de Sodio: Usado como edulcorante artificial.
- Sulfito de Sodio: Usado para prevenir la decoloración de frutas secas.

Los compuestos mencionados arriba, contienen sodio pero no son salados en sabor. El sodio esta oculto en estos compuestos.

¿Cuánta sal debe uno ingerir?

El promedio de ingesta de sal en la población de la India es cerca de 6-8 gms por día. Los pacientes con ERC deben ingerir sal de acuerdo a las recomendaciones del medico. Los pacientes con ERC con edema y presión arterial elevada son aconsejados a ingerir cerca de 3 gms de sal pro día.

¿Cuáles alimentos contienen altas cantidades de sodio?

Los alimentos altos en sodio son:

1. Sal de mesa (sal comun), polvo para hornear.
2. Papad (Obleas de lenteja), Chutney (condimento agridulce a base de hierbas, fruas y verduras), embutidos, salsas, chat malasa y sambharas.
3. Alimentos horneados tales como bisquets, pasteles, pizza y pan.
4. Alimentos que contienen porlvo para hornear, como ejemplo los alimentos hindúes, Ganthiyas, Pakodas, Dhoklas, Handwa, Samosa, Ragda, Ragda Patties, Dahi Badas etc…

5. Obleas, papas, palomitas, cacahuates salteados, frutas deshidratadas salteadas como: Nueces de la india, pistaches, comidas enlatadas etc. Y también evitar botanas listas para comer salteadas de l aindia como: Sev, chivada, chakri, mathri, etc.

6. Mantequilla comercial y queso.

7. Comida instantánea como: fideos, spaguetti, macarrones, hojuelas de maíz etc.

8. Vegetales como col, coliflor, espinacas, hojas de fenogreco, rábanos, remolacha, y hojas de cilantro, etc.

9. Lassi salada, refresco masala, lima fresca y agua de coco.

10. Medicamentos como tabletas de bicarbonato de sodio, antiacidos, laxantes etc.

11. Alimentos no vegetarianos como carne, pollo y órganos de animales como riñón, hígado y sesos.

12. Alimentos marinos como cangrejo, langosta, ostiones, camarones y aceite de pescado como columbi, kurang, kekda, bangada, etc y pescado frito.

Consejos prácticos para reducir el sodio en la dieta.

1. Restringir la ingesta de sal y evitar sal extra y polvo para hornear en la dieta. Cocinar la comida sin sal y agregar la cantidad de sal permitida separadamente. Esta es la mejor opción para reducir la ingesta de sal y estar seguro del consumo de la cantidad prescrita de sal diaria en la dieta.

2. Evitar la comida con alto contenido de sodio (como las enlistadas arriba).

3. No servir sal y condimentos salados en la mesa o justos y remover el salero de la mesa. No agregar sal en alimentos como ensalada, mantequilla, arroz, chapatti, bhakhary, parathas, etc.

4. Leer cuidadosamente las etiquetas en los empaques disponibles

de comida procesada comercialmente. Ver no sólo para sal sino también otros compuestos que contienen sodio. Checar cuidadosamente las etiquetas y elegir productos de alimentos libres de sodio o bajos en sodio.

5. Checar el contenido de sodio de los medicamentos.

6. Hervir lo vegetales con alto contenido en sodio, tirar el agua. Esto puede reducir el contenido de sodio en los vegetales.

7. Para hacer una dieta baja en sal sabrosa uso puede agregar ajo, cebollas, jugo de limón, amchur, hojas de laurel, pulpa de tamarindo, vinagre, canela, cardamo, clavos, azafran, chiles verdes, nuez moscada, pimienta negra, comino, hinojo, y semillas de amapola, etc.

8. Precaución! Evitar el uso de sustitutos de sal ya que ellos contienen altas cantidades de potasio. El alto contenido de potasio de los sustitutos de sal puede aumentar los niveles de potasio serico a niveles peligrosos en pacientes con ERC.

9. No tomar agua desmineralizada. En el proceso de desmineralización el calcio es reemplazado por el sodio. El agua purificada por el proceso de osmosis inversa es baja en todos los minerales incluyendo el sodio.

10. Mientras comas en restaurantes selecciona los alimentos que contengan menos sodio.

5. Restricción en la dieta de potasio

¿Por qué a los pacientes con ERC se les aconseja restringir el potasio en la dieta?

El potasio es un importante mineral en el cuerpo. El potasio es necesario en el cuerpo para el adecuado funcionamiento de músculos y nervios y mantener un regular latido cardiaco.

Normalmente los niveles de potasio en el cuerpo están balanceados por el potasio consumido que contienen los alimentos y removido su exceso en la orina. El exceso de potasio removido en la orina puede ser inadecuado en un paciente con ERC lo cual puede llevar aniveles de potasio sanguíneo elevado (una concisión conocida como hiperkalemia). Entre los 2 tipos de pacientes en diálisis, el riesgo de hiperkalemia es menor en diálisis peritoneal comparado con la hemodiálisis. El riesgo difiere en ambos grupos debido a que el proceso de diálisis peritoneal es continuo mientras que en hemodiálisis es intermitente.

Los niveles altos de potasio pueden causar debilidad muscular severa o un ritmo cardiaco irregular lo cual puede ser peligroso. Cuando el potasio en muy alto el corazón puede parar de latir inesperadamente y causar muerte súbita. Altos niveles de potasio pueden poner en riesgo la vida sin manifestaciones notables o síntomas (y por lo tanto éste es conocido como el asesino silencioso).

Para evitar serias consecuencias de potasio elevado, los pacientes con ERC son aconsejados a restringir el potasio de la dieta.

¿Cuáles son los niveles normales de potasio en sangre? ¿Cuándo se considera alto?

- Los niveles normales de potasio en sangre son de 3.5 mEq por litro a 5.0 mEq por litro.

- Cuando los niveles de potasio aumentan de 5 a 6 mwq por litro es necesario modificar la dieta.

- Cuando los niveles de potasio aumentan a mas de 6 mEq por litro es peligroso y se necesita intervención activa y reducir éste.

- Cuando los niveles de potasio son mas de 7 mEq por litro esto puede poner en riesgo la vida y necesita tratamiento urgente.

Clasificación de los comestibles de acuerdo a los niveles de potasio.

Para mantener un adecuado control del potasio sérico, la ingesta de alimentos debe ser modificada de acuerdo a los consejos de cada médico. Una de las bases de los contenidos de potasio es que los alimentos son clasificados en 3 diferentes grupos (alimentos que contienen potasio alto, medio y bajo).

Potasio alto　　=　　mas de 200 mg / 100 gms de alimento

Potasio medio　=　　100 a 200 mg/ 100 gms de alimento

Potasio bajo　　=　　menos de 100 mg / 100 gms de alimento

Alimentos altos en potasio

- **Frutas:** Amla, albaricoque fresco, coco fresco, ciruela, chikoo, chirimolla, durazno, granada, grosella, guayaba, kiwi, mango maduro, melón, naranjas, papaya, plátano maduro y zapote.

- **Vegetales:** amaranto, binjal, brócoli, camote, calabaza, colocasia, cilantro, espinaca, habas de racimo, homgos, palillo de tambor, papaya, papa, tomates y yam.

- **Frutas secas:** almendra, nueces anacardos, datiles, nueces, higos secos y pasas.

- **Cereales:** bajra, harina de trigo y ragi.

- **Legumbres:** chana, chana dal, gramo negro dal, grano vengala dal, gramo vengala íntegro, gramo verde dal, lentil dal, masoor dal, mung gramo rojo, rojo split lentils y tur dal.

- **Massala (mezcla de diferentes especias):** chile rojo seco, semillas de fenogreco, semillas de comino, semillas de cilantro.

- **Alimentos no vegetarianos:** pescado como anchoas, caballa, cangrejos, japuta blanco, pescados como gambas, langostas, rohú, y carne de res. · **Bebidas:** bournvitas, leche de búfala, agua de coco, leche condensada, bebidas de chocolate, cerveza, jugo de frutas frescas, rasam, sopa, leche de vaca, vino y muchas bebidas gaseosas.

- **Misceláneos:** chocolate, cadbury, pastel de chocolate, helado de crema de chocolate, sustituto de sal, papas fritas, salsa de tomate.

Alimentos medios en potasio

- **Frutas:** cerezas maduras, lichee, lima dulce, melon, pera y uvas.

- **Vegetales:** apio, calabaza amarga, col, coliflor, cebolla, plátano crudo, frijoles franceses, guisantes verdes, hojas de cartamo, mango verde, maíz dulce, okra, rábanos, remolacha y zanahoria.

- **Cereales:** cebada, harina de uso general, jogwar, fideos hechos de harina de trigo, hojuelas de arroz, vermicelli de trigo.

- **Alimentos no vegetarianos:** cital, hilsa, hígado, katla, magur.

- **Bebidas:** requesón.

- **Misceláneos:** cardamomo, garam masala (mezcla de especias indias)

Alimentos bajos en potasio

- **Frutas:** cerezas, frambuesas, limón, manzana, piña, manzana rosa y zarzamoras.

- **Vegetales:** ajo, calabaza de botella, hojas de frenogreco, habas, lechuga, pimiento, calabaza puntiaguda, pepino, calabaza punteada y tinda.

- **Cereales:** arroz, rava, semola de trigo.

- **Legumbres:** chicharos.

- **Comida no vegetariana:** carne de res, cordero, huevo, puerco y pollo.

- **Bebidas:** Café, cocacola, fanta, limonada, jugo de lima en agua, linca, rimzin, soda.

- **Misceláneos:** Clavos de olor, jenjibre seco, miel, bojas de menta, mostaza, nuez moscada, pimienta negra y vinagre.

Consejos prácticos para reducir alimentos con potasio.

1. Tomar una fruta por día, preferiblemente baja en potasio.

2. Tomar una copa de te o café por día

3. Los vegetales con potasio, deben ser tomados después de reducir la cantidad de potasio (como lo mencionado abajo)

4. Evitar agua de coco, jugos de fruta y alimentos altos en potasio como los enlistados arriba.

5. Casi todos los alimentos contienen algo de potasio, por lo quela clave es elegir la comida con la cantidad mas baja de potasio que nos sea posible.

6. La restricción de potasio es necesaria para pacientes en prediálisis con ERC, pero también necesaria aún después de iniciar la diálisis.

¿Cómo reducir el contenido de potasio en lo vegetales?

- Pela y corta lo vegetales en pequeñas piezas.

- Lavar éstos con agua tibia y ponerlos en una olla grande.

- Llenar la olla con agua caliente (la cantidad de agua debe ser 4 a 5 veces más que los vegetales) remojarlos por lo menos 1 hora.

- Después de remojar los vegetales por 2 a 3 horas enjuagarlos 3 veces por agua tibia.

- Subsecuentemente hervir los vegetales con agua extra. Desechar el agua.

- Cocinar los vegetales hervidos como sea deseado.

- Con esta forma tu puedes reducir el potasio en los vegetales, pero no completamente. Por lo que es preferible evitar vegetales con contenido alto en potasio o tomar estos en pequeñas cantidades.

- Como las vitaminas son perdidas en lo vegetales cocinados, suplementos de vitaminas deben de ser dados por el medico como consejo.

Consejos especiales para extraer el potasio de las papas.

- Cortar o rebanar las papas en pequeñas piezas es importante. Maximiza la superficie de las papas exponiéndolas al gua pro éste método.

- La temperatura del agua usada para remojar o hervir las papas hace la diferencia

- Usa grandes cantidades de agua para remojar o hervir las papas, es de mucha ayuda.

6. Restricción de fósforo en la dieta

¿Por qué los pacientes con ERC deben ingerir bajas cantidades de fósforo al día?

- El fosforo es un mineral esencial para mantener fuertes y saludables los huesos. Fosforo extra usualmente esta presente en los alimentos. Éste es removido en la orina y por lo tanto los niveles de fosforo sérico son mantenidos.

- El valor normal del fosforo sérico es de 4 a 5.5 mg por decilitro.

- En pacientes con ERC la ingesta de fosforo extra en los alimentos no es excretada en la orina y por lo tanto los niveles séricos se elevan. Este incremento de fósforo saca el calcio de los huesos y los hace débiles.

- El incremento de los niveles de fósforo puede llevar a muchos problemas como comezón, debilidad de los músculos y huesos, dolor óseo, rigidez y dolor articular. La rigidez ósea resulta en aumento en la susceptibilidad a las fracturas.

¿El consumo de cuáles alimentos con alto contenido en fósforo debe ser reducido o evitado?

Los alimentos que contienen fósforo elevado son:

- Leche y sus derivados: mantequilla queso, chocolate, leche condensada, helado, malteadas, queso fresco.

- Frutas deshidratadas: nuez anacarada, almendras, pistaches, coco deshidratado y nueces.
- Bebidas frías: refresco de cola obscuros , fanta, mazza, frooti, cerveza.
- Zanahoria, hojas de colacasia, maíz, cacahuate, chicharos, papa dulce.
- Proteína animal: carne, pescado, pollo y huevo.

7. Ingesta alta en fibras y vitaminas

Los pacientes con ERC sufren de un suplemento inadecuado de vitaminas durante el periodo pre-diálisis debido a la reducción de la ingesta de alimentos, métodos especiales de cocina para remover el potasio y pobre apetito. Ciertas vitaminas, especialmente las vitaminas solubles en agua B y C, ácido fólico etc son perdidas durante la diálisis.

Para compensar la ingesta inadecuada o pérdidas de estas vitaminas los pacientes con ERC usualmente necesitan el suplemento de vitaminas solubles en agua o hidrosolubles y oligoelementos. La ingesta alta en fibra es benéfica en enfermedad renal crónica. Por lo que los pacientes son aconsejados a tomar más vegetales frescos y frutas ricas en vitaminas y fibras.

Designando alimentación del día a día.

Para los pacientes con ERC la ingesta de alimentos y agua diaria es planeada y llevada a cabo por el nutriólogo y en concordancia con los consejos del nefrólogo.

Los principios comunes para el plan de dieta son:

1. **Ingesta de alimentos, agua y líquidos:** la restricción en la ingesta de líquidos debe ser dada por los consejos del médico. El peso dado diariamente debe ser mantenido. Algún incremento inapropiado en el peso indica incremento en la ingesta de líquidos.

2. **Carbohidratos:** para estar seguro que el cuerpo consigue adecuadas calorías junto con cereales y legumbres, el paciente debe de ingerir azúcar o glucosa contenida en los alimentos siempre y cuando el o ella no sean diabéticos.

3. **Proteínas:** leche, cereales, legumbres, huevos y pollo son la principal fuente de proteínas. Los pacientes con enfermedad renal crónica quienes aún no están en diálisis son aconsejados a disminuir las proteínas en la dieta. A ellos se les aconseja tomar 0.8 gm por kg de peso perdido una vez que la diálisis es iniciada los pacientes necesitan más altas proteínas en la dieta (los pacientes en diálisis peritoneal).

   Evitar comer proteínas animales tales como: carne de res, pollo y pescado, las cuáles contienen proteínas elevadas, potasio y fósforo. Todas las proteínas animales pueden ser peligrosas para los pacientes con ERC

4. **Grasas:** la cantidad de grasa en la comida debe ser reducida pero eliminar totalmente mantequilla, manteca, etc, ya que estos alimentos pueden ser peligrosos. Generalmente el aceite de granos de soya, aceite de cacahuate es útil para el cuerpo pero es aconsejable tomar esos aceites en cantidades limitadas.

5. **Sal:** muchos pacientes son aconsejados a ingerir bajas cantidades de sal en la dieta. No llevar sal a la mesa, no consumir alimentos cocinados con polvo para hornear y si tu consumes éstos ver que éstos sean ingeridos en cantidades restringidas. Evitar el uso de sustitutos de sal ya que ellos contienen grandes cantidades de potasio.

6. **Cereales:** arroz o productos derivados de éste como el arroz aplanado, arroz inflado, pueden ser ingeridos. Para evitar la monotonía de sabores uno puede ingerir varios cereales como trigo, arroz, poha, sago, sémola, arroz inflado y harina de uso múltiple en

rotación. Sebada, bajra y maíz pueden ser ingeridos pero en pequeñas cantidades.

7. **Legumbres:** Varios alimentos deben de ser ingeridos en correctas cantidades en rotación para que los cambios en el sabor puedan hacer los alimentos sabrosos. Cuando el alimento es líquido la cantidad de liquido consumido dentro de éste debe de ser tomado en cuenta. Si es posible es preferible hacer el alimento mas grueso en consistencia mejor que con mas agua. La cantidad de alimento debe ser ingerida de acuerdo a las instrucciones del médico.

8. Para reducir el potasio de los alimentos es esencial que después de lavar ellos se deban remojar dentro de agua caliente y el gua debe de ser desechada. Subsecuentemente, hervir éstos con agua y desechar el agua extra después de hervir. El alimento ahora puede ser cocinado de a cuerdo a su gusto. Como una alternativa al alimento y al arroz, uno puede tomar Khichadi odosa.

9. **Vegetales:** los vegetales con potasio alto pueden ser libremente ingeridos. Peor los vegetales con potasio alto deben ser procesados para remover éste antes de ser ingerido. Para proporcionarle sabor se le puede agregar jugo de limón.

10. **Frutas:** Las frutas con bajo contenido en potasio como la manzana, papaya, baya, pueden ser ingeridas pero sólo una vez al día. En el día de diálisis el paciente puede ingerir alguna fruta. El jugo de fruta y el agua de coco deben de ser evitados.

11. **Leche y sus derivados:** 300 a 350 ml de leche o sus derivados como kheer, helado, requesón, pueden ser ingeridos. Otra vez tratar de evitar el líquido extra, limitar el volumen de éstos alimentos.

12. **Bebidas frías:** Pepsi, fanta, frooti deben de ser evitados. No ingerir jugo de frutas ni agua de coco.

13. **Frutas secas:** Frutos secos, nuez, semillas de sésamo y coco fresco o seco deben de ser evitados.

GLOSARIO

Anemia: Condición medica en la que la hemoglobina esta reducida. Anemia conduce a debilidad y falta de respiración al ejercicio. Anemia es común en la ERC y ocurre secundario a la producción reducida de eritropoyetina por el riñón.

Biopsia renal: Procedimiento utilizado para obtener una pequeña muestra de tejido renal con una aguja para que pueda ser examinada bajo un microscopio para el diagnóstico de la enfermedad.

Calcio: El mineral más abundante en el cuerpo , esencial para el desarrollo y mantenimiento de huesos y dientes fuertes. Leche y productos lácteos como el yogur y el queso son ricos en fuentes naturales de calcio.

Catéter para hemodiálisis: Es un tubo largo y hueco , flexible con dos lúmenes. La sangre se retira de un lumen , entra en el circuito de diálisis para la purificación , y se devuelve al cuerpo a través del otro lumen . La inserción del catéter de doble luz es el método más común y eficaz en caso de emergencia y la hemodiálisis temporal

Cistoscopia: Procedimiento diagnóstico en el cual el médico observa el interior de la vejiga y la uretra utilizando un instrumento delgado con luz llamado cistoscopio.

Cistouretrograma de evacuación: Procedimiento utilizado para delinear la anatomía del tracto urinario inferior (vejiga y uretra) mediante cateterización de un paciente y la introducción de la solución (colorante) que se puede ver en las películas de rayos X . Se le pide al paciente que orine y se toman los rayos X

Cistouretrograma miccional: Ver Cistouretrograma de micción

Creatinina y urea : Son productos de degradación o productos de desecho del metabolismo de las proteínas. Estas sustancias se eliminan por los riñones . El nivel habitual de creatinina en suero es de 0,8 a 1,4 mg /dLy la de la urea es de 2 a 4 mg/dL . En la insuficiencia renal el nivel de urea y creatinina en la sangre se eleva .La enfermedad renal crónica (ERC) : pérdida progresiva e irreversible gradual de la función renal durante varios meses o años se llama enfermedad renal crónica. En esta enfermedad no curable, la función renal reduce lentamente y de forma continua . Después de un largo período se reduce a una etapa en el riñón deja de funcionar casi por completo. Esta etapa avanzada y que amenaza la vida de la enfermedad se llama el estadio final de la enfermedad renal crónica (EFERC)

Daño renal agudo: Condición en la que hay rápida perdida de la función renal. Es daño temporal y usualmente es reversible.

Diálisis: Se trata de un proceso artificial por el cual los productos de desecho y el agua no deseado se elimina del cuerpo en pacientes con insuficiencia renal.

Diálisis peritoneal ambulatoria continua (DPCA): DPCA es una forma de diálisis que se puede llevar a cabo por una persona en el hogar sin el uso de una máquina . En este tipo de diálisis , el líquido se cambia a intervalos regulares a lo largo , es decir, 24 horas al día, siete días a la semana .

Diálisis peritoneal automatizada (DPA): Ver DPCC

Diálisis peritoneal cíclica continua (DPCC): DPCC o diálisis peritoneal automatizada (DPA) es una forma de diálisis peritoneal continua llevada a cabo en su casa todos los días con una máquina cicladora automatizado. En CCPD , una máquina realiza el intercambio de fluidos mientras el paciente está durmiendo en la noche. En este proceso, la máquina se llena de forma automática y drena la solución de diálisis desde el abdomen .

Diálisis peritoneal: Es una modalidad de tratamiento eficaz para la insuficiencia renal . En este proceso de purificación , el fluido de diálisis se introduce en la cavidad abdominal a través de un catéter especial . Este líquido elimina los productos de desecho y el exceso de agua de la sangre. El líquido se extrae desde el abdomen después de un período de tiempo variable , y se desecha .

Dializador: Un riñón artificial que filtra la sangre y elimina los desechos y exceso de agua del cuerpo en el proceso de hemodiálisis.

Diuréticos : fármaco que aumenta la producción de orina y aumenta la excreción de agua en forma de orina que ayuda a " perder agua " de cuerpo . Los diuréticos también son llamadas "píldoras de agua" .

Electrolitos: Hay muchos minerales como el sodio , de potasio , de calcio en el torrente sanguíneo que regula las funciones importantes de nuestro cuerpo . Estos productos químicos se llaman electrolitos. Como riñón mantiene las concentraciones de electrolitos en la sangre constantes , en pacientes con enfermedades renales sangre se analiza para comprobar los niveles de electrolitos

Enfermedad renal diabética (nefropatía): Diabetes de larga evolución causa daño a los pequeños vasos sanguíneos del riñón . Este daño causa inicialmente pérdida de proteína en la orina. Posteriormente provoca hipertensión , inflamación y luego daño gradual y progresivo en el riñón . Por último , el deterioro progresivo causa una insuficiencia renal severa (enfermedad renal en etapa terminal) . Este problema renal inducida por diabetes se conoce como enfermedad renal diabética. Enfermedad renal diabética es la causa más común de enfermedad renal crónica , que representan el 40-45 por ciento de los nuevos casos de enfermedad renal crónica.

Eritropoyetina (EPO): Es una hormona producida por los riñones que estimula la formación de glóbulos rojos por la médula ósea . Si los riñones están dañados , no son capaces de producir suficiente eritropoyetina que resulta en disminución en la formación de las células rojas de la sangre que conduce a la anemia . La eritropoyetina es disponible como un medicamento inyectable para el tratamiento de la anemia por insuficiencia renal.

Etapa terminal de la enfermedad renal (ETERC): Etapa avanzada de la enfermedad renal crónica (IRC de estadio 5) se conoce como enfermedad renal terminal (ERT) o enfermedad renal en etapa terminal (ERERT) . En esta etapa de la ERC existe insuficiencia total o casi total de los riñones. Pacientes ERERT necesitan tratamiento, como la diálisis o el trasplante de llevar una vida bastante normal.

Fistula arteriovenosa (Fsitula AV): Se refiere a la coneccion quirurgica entre arteria y vena, usualmente en el antebrazo. En la fistula AV gran cantidad de sangre con alta presión circula dentro de la vena causando dilatación de la misma. La vena dilatada facilita la punción repetitiva con aguja para la hemodiálisis. La fistula AV es la forma mas común y el mejor método para un acceso vascular de manera permanente para hemodiálisis.

Fístula: Ver fístula arteriovenosa.

Fósforo: El fósforo es el segundo mineral más abundante que se encuentra en el cuerpo , al lado sólo al calcio . Se trabaja con el calcio para construir huesos y dientes fuertes. Las carnes, los frutos secos, la leche , los huevos, los cereales son alimentos ricos en fósforo .

Hemodiálisis: la modalidad más popular para tratar la insuficiencia renal . En la hemodiálisis la sangre se purifica con la ayuda de la máquina de diálisis y un riñón artificial (dializador) .

Hemoglobina: Se trata de una molécula de proteína de los glóbulos rojos que transporta el oxígeno desde los pulmones a los tejidos del cuerpo y devuelve el dióxido de carbono de los tejidos a los pulmones. La hemoglobina se mide por análisis de sangre y su valor reducido se conoce como anemia.

Hiperplasia benigna de próstata (HBP): Es común que la próstata se agrande a medida que el hombre envejece. La HBP es un agrandamiento de la próstata no cancerosos en hombres de edad avanzada que comprime la uretra, bloquea el flujo de orina y causa problemas en la micción.

Hiperpotasiemia: Normal niveles de potasio sérico son entre 3,5 y 5,0 mEq / L. La hiperpotasemia es una condición caracterizada por niveles elevados de potasio en la sangre . La hiperpotasemia es común en la insuficiencia renal, puede ser potencialmente mortal y requiere tratamiento médico urgente .

La hipertensión es el término utilizado para describir la presión arterial alta.

Fármaco inmunosupresor: Los medicamentos que suprimen (disminución) del sistema inmunológico del cuerpo y evitar que el cuerpo rechace el órgano trasplantado

Injerto : Un tipo de acceso para la hemodiálisis a largo plazo. Injerto es un pequeño trozo de tubo suave sintético que se une a una vena y una arteria en el brazo. Las agujas se insertan en este injerto durante el tratamiento de hemodiálisis.

Insuficiencia renal: Condición en la que el deterioro de la función renal que conduce a la filtración inadecuada de toxinas y productos de desecho de la sangre. Se caracteriza por el aumento de los niveles de urea y creatinina en la sangre.

La microalbuminuria se refiere a la aparición de pequeñas pero anormales cantidades de albúmina en la orina . Su presencia indica la aparición temprana de la enfermedad renal diabética.

Litotricia extracorpórea por ondas de choque (LEOC): Es una modalidad en la que las ondas de choque altamente concentrados producidos por la máquina litotriptora rompe los cálculos urinarios. Las piedras se descomponen en partículas más pequeñas y se pasan fácilmente a través del tracto urinario en la orina . LEOC es la modalidad de tratamiento eficaz y ampliamente utilizado para los cálculos renales

Membrana semipermeable: Una membrana que permite selectivamente ciertos líquidos y sustancias disueltas que pasan a través , mientras que detenían los demás. Membrana es un tejido natural fino o un material artificial.

Muerte cerebral: " muerte cerebral " es un daño severo y permanente al cerebro que no revierte con tratamientos médicos o quirúrgicos. En " muerte cerebral " se mantienen artificialmente la respiración del cuerpo muerto y la circulación sanguínea .

Nefrólogo: Ellos son los médicos especializados en enfermedades renales.

Nefrona: La unidad funcional del riñón , responsable de la purificación real y la filtración de la sangre . Cada riñón contiene alrededor de un millón de nefronas.

Peritonitis: Es una infección dentro de la cavidad abdominal. La peritonitis es una complicación frecuente de la diálisis peritoneal y puede ser potencialmente mortal si no se trata .

Peso en seco: Es el peso de una persona después de todo el exceso de líquido se elimina por diálisis .

Poliquístosis renal: Es la enfermedad genética más común del riñón

, que se caracteriza por el crecimiento de numerosos quistes (sacos de líquido) en los riñones. Es la cuarta causa principal de la enfermedad renal crónica.

Potasio: Es un mineral muy importante en el cuerpo necesaria para el correcto funcionamiento de los nervios , el corazón y los músculos. Fruta fresca , zumos de frutas , agua de coco y frutos secos son fuente rica en potasio.

Presión arterial: Es la fuerza ejercida por la sangre circulante en las paredes de los vasos sanguíneos cuando el corazón bombea sangre hacia fuera. La presión arterial es uno de los signos vitales principales y su medición se compone de dos números. El primer número indica la presión arterial sistólica que mide la presión máxima ejercida cuando el corazón se contrae. El segundo número indica la presión diastólica, una medida tomada entre latidos, cuando el corazón está en reposo.

Proteínas: Son una de las tres clases principales de alimentos que construyen , reparar y mantener los tejidos del cuerpo . Legumbres, leche , huevos y alimentos de origen animal son rica fuente de proteínas

Proteinuria: La presencia de niveles anormalmente altos de proteína en la orina .

Recambio: Significa un ciclo completo de la diálisis peritoneal , que consta de tres etapas. Primera etapa es flujo de líquido de diálisis en el abdomen. En la segunda etapa el líquido permanece en el abdomen durante varias horas permitiendo que el exceso de líquido y las toxinas para pasar de la sangre al fluido de diálisis (también llamado de permanencia) . Tercera etapa es la salida de líquido de diálisis .

Rechazo: El proceso en el cual el cuerpo reconoce que un órgano trasplantado no es la suya y trata de destruirla.

Reflujo vesicoureteral (RVU): Es una condición con un flujo anormal hacia atrás (reflujo) de orina desde la vejiga hacia los uréteres y posiblemente hasta los riñones. Este es un trastorno anatómica y funcional que puede ocurrir ya sea en uno o ambos lados . El RVU es la principal causa de infección del tracto urinario, la presión arterial alta y la insuficiencia renal en los niños .

Resección transuretral de la próstata (RTUP): Es el tratamiento más común y estándar de la hiperplasia prostática benigna (HPB) realizado por los urólogos . En este tratamiento quirúrgico mínimamente invasivo, instrumento llamado cistoscopio a través de la uretra y se retira la glándula de la próstata bloquea el flujo de orina .

Riñón artificial: Ver dializador.

Síndrome nefrótico: Problema de riñón que se ve con más frecuencia en los niños se caracteriza por la pérdida de proteínas en la orina (más de 3,5 gramos por día), bajos niveles de proteína en la sangre , niveles altos de colesterol y la inflamación.

Sodio: Un mineral en el cuerpo que regula la presión sanguínea y el volumen sanguíneo . La forma más común de sodio en los alimentos es el cloruro de sodio, que es la sal de mesa .

TFG: El TFG (tasa de filtración glomerular estimada) es un número que se calcula a partir del nivel de creatinina en la sangre y otra información . medidas TFGe qué tan bien están funcionando los riñones y su valor normal es de 90 o más . La prueba de TFGE es útil para el diagnóstico , la clasificación de etapas y el seguimiento de la progresión de la ERC .

Tiempo de espera: Durante la diálisis peritoneal , el período para el cual el fluido PD permanece en el abdomen se llama el tiempo de permanencia . Durante el tiempo de permanencia del proceso de purificación se lleva a cabo .

Trasplante de riñón Emparejado: Muchos pacientes con enfermedad renal en etapa terminal tienen potenciales donantes de riñón sanos y dispuestos pero el problema es el grupo sanguíneo o incompatibilidad de cruces . La donación de riñón emparejado es la estrategia que permite el intercambio de riñones de donante vivo entre dos parejas donante / receptor incompatibles para crear dos parejas compatibles.

Trasplante de riñón Preferente: El trasplante de riñón por lo general se lleva a cabo después de un período variable de la terapia de diálisis . n trasplante de riñón realizado antes del inicio de la diálisis de mantenimiento es un trasplante de riñón preventivo.

trasplante renal de cadáver : Ver el trasplante de riñón cadavérico.

Trasplante renal de cadáver (cadavérico): Es una operación en la que un riñón sano donado por una persona con muerte cerebral se trasplanta en un paciente de la enfermedad renal crónica.

Ultrasonido: Se trata de una prueba de diagnóstico indoloro que utiliza ondas sonoras de alta frecuencia para crear una imagen de los órganos o estructuras internas del cuerpo. La ecografía es una prueba sencilla , útil y seguro que proporciona información valiosa, como el tamaño del riñón, obstrucción al flujo de orina, y la presencia de quistes , la piedra y los tumores.

Urografía intravenosa (UIV): Se trata de una investigación donde se toman una serie de radiografías del sistema urinario después de la inyección de un tinte de yodo intravenosa que contiene . Esta prueba proporciona información acerca de la función de los riñones y la estructura de las vías urinarias.

Urólogo: Cirujanos especializados en enfermedades renales.

ABREVIATURAS

ADCS	:	Ácido dimercaptosuccínico
AINE	:	Antiinflamatorios no esteroideos Medicamentos
APE	:	Antígeno Prostático Específico
BRA	:	Bloqueadores de los receptores de angiotensina
CFTH	:	Capacidad de fijacion Total de Hierro
CUGM	:	Cisto uretrograma miccional
DM	:	Diabetes Mellitus
DMID	:	Diabetes mellitus insulinodependiente
DMNID	:	Diabetes no insulino dependiente
DRA	:	Daño Renal Agudo
DP	:	Diálisis Peritoneal
DPA	:	Diálisis Peritoneal Automatizada
DPAC	:	Diálisis Peritoneal Ambulatoria Continua
DPCC	:	Diálisis Peritoneal Cíclica Continua
DPI	:	Diálisis Peritoneal Intermitente
ECA	:	Enzima Convertidora de Angiotensina
ERC	:	Enfermedad renal crónica
EPO	:	Eritropoyetina
ERD	:	Enfermedades renales diabéticas
ERT	:	Enfermedad renal terminal
ERET	:	Enfermedad renal etapa terminal
ERP	:	Enfermedad renal poliquística
ERPAD	:	Enfermedad renal poliquística autosómica dominante
FG	:	Filtrado glomerular
Fístula	:	Fístula arteriovenosa
GB	:	Glóbulos blancos
GR	:	Glóbulos rojos
GNA	:	Glomerulonefritis aguda
HD	:	Hemodiálisis
HPB	:	Hipertrofia Prostática Benigna
ITU	:	Infección del tracto urinario
IRA	:	Insuficiencia renal aguda
IRC	:	Insuficiencia renal crónica

IRM	:	Resonancia magnética
LEC	:	Litotripsia extracorporea
MA	:	Microalbuminuria
NLP	:	Nedrolitotomia percutánea
NUS	:	Nitrógeno ureico en sangre
PA	:	Presión Arterial
RTUP	:	Rresección trans uretral prostática
RVU	:	Reflujo vesicoureteral
TB	:	Tuberculosis
TFG	:	Tasa de filtración glomerular estimada
TSR	:	Tratamiento sustitutivo renal
UIV	:	Urografía Intra Venosa / Pielografía
VUP	:	Válvulas de uretra posterior
VYI	:	Vena yugular interna

Pruebas Frecuentes de Sangre en los Pacientes Renales

Los análisis de sangre de laboratorio de uso común en los pacientes renales y sus rangos de referencia se resumen a continuación.

Pruebas		Unidades convencionales	Factor de conversión	Unidades SI
Pruebas de sangre para la función renal				
Nitrógeno ureico en sangre		8 - 20 mg/dl	0.36	2.9 - 7.1 mmol/L
Creatinina	Hombre	0.7 - 1.3 mg/dl	88.4	68 - 118 mcmd/L
	Mujer	0.6 - 1.2 mg/dl	88.4	50 - 100 mcmd/L
Tasa de Filtración Glomerular (TFG)		90 - 120 ml/min 1.73m2	--	--
Pruebas de sangre para la anemia				
Hemoglobina	Hombre	13.5 - 17.0 g/dl	10	136 - 175 g/L
	Mujer	12.0 - 15.5 g/dl	10	120 - 155 g/L
Hematocrito	Hombre	41 - 53%	0.01	0.41 - 0.53
	Mujer	36 - 48%	0.01	0.36 - 0.48
Hierro total		50 - 175 mcg/dl	0.18	9 - 31 mcmol/L
Capacidad total de Fijación de hierro		240 - 450 mcg/dl	0.18	45 - 82 mcmol/L
Transferrina		190 - 375 mg/dl	0.01	1.9 - 3.75 g/L
Saturación de transferrina		20 - 50 %	--	--
Ferritin	Hombre	16 - 300 ng/ml	2.25	36 - 675 pmol/L
	Mujer	10 - 200 ng/ml	2.25	22.5 - 450 pmol/L

Pruebas	Convencional de unidades	Factor de conversión	De la IS unidades
Las pruebas de sangre para electrolitos y enfermedades metabólicas oseas			
Sodio (Na)	135 - 145 mEq/L	1.0	135 - 145 mmol/L
Potasio (K)	3.5 - 5.0 mEq/L	1.0	3.5 - 5.0 mmol/L
Cloruro (Cl)	101 - 112 mEq/L	1	101 - 112 mmol/L
Calcio ionizado	4.4 - 5.2 mg/dL	0.25	1.10 - 1.30 mmol/L
Calcio total	8.5 - 10.5 mg/dl	0.25	2.2 - 2.8 mmol/L
Fósforo inorgánico	2.5 - 4.5 mg/dl	0.32	0.8 - 1.45 mmol/L
Magnesio	1.8 - 3 mg/dl	0.41	0.75 - 1.25 mmol/L
Bicarbonato	22 - 28 mEq/L	1	22 - 28 mmol/L
Acido úrico : Hombre Mujer	2.4 - 7.4 mg/dl 1.4 - 5.8 mg/dl	59.48 59.48	140 - 440 mcmol/L 80 - 350 mcmol/L
Paratohormona (PTH)	11 - 54 pg/ml	0.11	1.2 - 5.7 pmol/L
Pruebas de sangre para la salud en general			
Proteína total	6.0 - 8.0 g/dl	10	60 - 80 g/L
Albúmina	3.4 - 4.7 g/dl	10	34 - 47 g/L
Colesterol total	100 - 220 mg/dl	0.03	3.0 - 6.5 mmol/L
Glucosa en ayunas	60 - 110 mg/dl	0.055	3.3 - 6.1 mmol/L
Pruebas de sangre para la función hepática			
Bilirrubina Total Directo Indirecto	0.1 - 1.2 mg/dl 0.1 - 0.5 mg/dl 0.1 - 0.7 mg/dl	17.1 17.1 17.1	2 - 21 mcmol/L <8 mcmol/L <12 mcmol/L
Alanino aminotransferasa (TGP)	7 - 56 unit/L	0.02	0.14 - 1.12 mckat/L
Aspartato aminotransferasa (TGO)	0 - 35 units/L	0.02	0 - 0.58 mckat/L
Fosfatasa alcalina	41 - 133 units/L	0.02	0.7 - 2.2 mckat/L

INDICE